NAIUMI GOLDONI

MILHÕES DE SEGUIDORES NAS REDES SOCIAIS

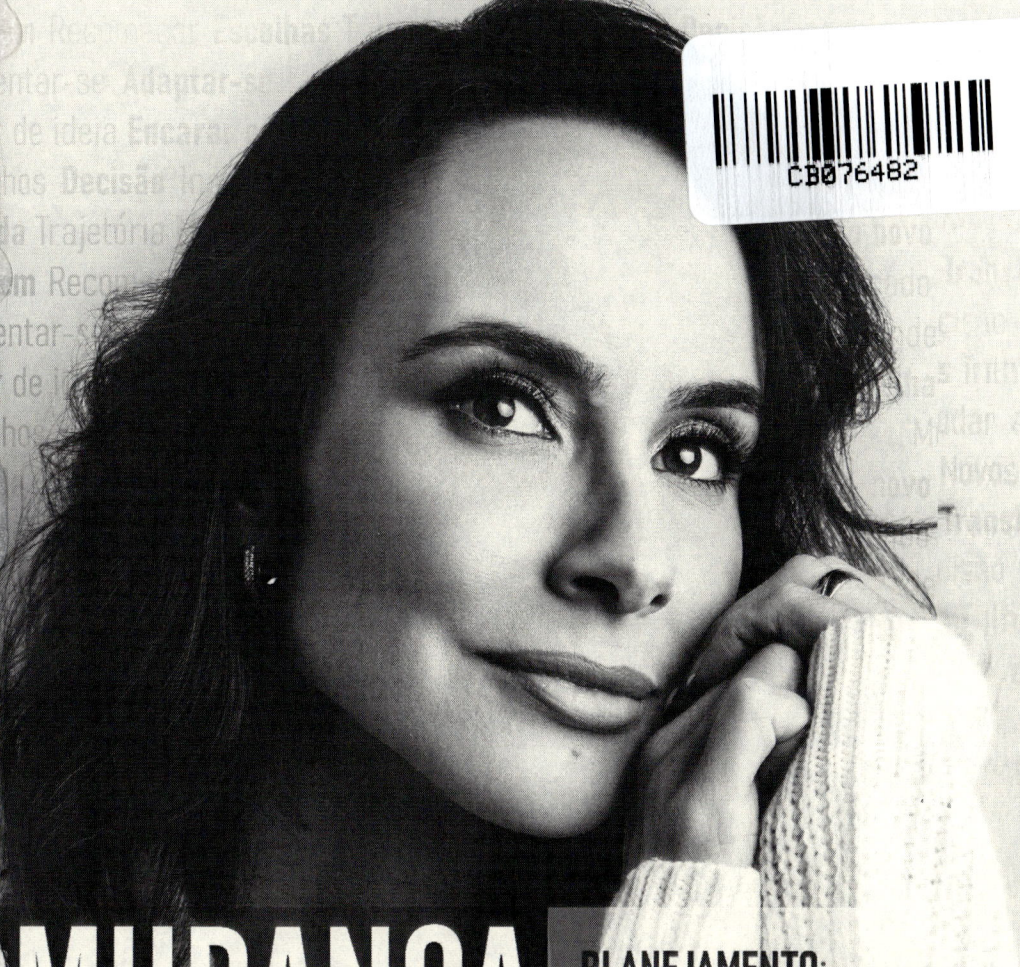

MUDANÇA DE ROTA

PLANEJAMENTO: TRABALHO X MATERNIDADE

O desafio de transformar minha jornada profissional após a maternidade

DISRUP
TALKS

NAIUMI GOLDONI

MILHÕES DE SEGUIDORES NAS REDES SOCIAIS

MUDANÇA DE ROTA

PLANEJAMENTO: TRABALHO X MATERNIDADE

O desafio de transformar minha jornada profissional após a maternidade

DISRUP
TALKS

© DISRUPTalks, 2022 – Todos os direitos reservados.
© Naiumi Goldoni

Editora Executiva: Caroline Dias de Freitas
Assessoria de Imprensa: Antonio Montano e Andrea Bulbarelli (Fluído.ag)
Coordenação Editorial: Camila Del Manto
Capa: César Oliveira
Fotografia da capa: Susi Godoy
Maquiagem: Luciana Camargo
Diagramação e Projeto gráfico: Editora Reflexão
Impressão: Digitop

1ª Edição – Julho/2022

DADOS INTERNACIONAIS DE CATALOGAÇÃO NA PUBLICAÇÃO (CIP)
CÂMARA BRASILEIRA DO LIVRO, SP, BRASIL

A299m Goldoni, Naiumi.
Mudança de Rota: Planejamento: Trabalho x Maternidade. Como transformei minha jornada profissional após a maternidade / São Paulo: DISRUPTalks. 2022.

98p.; 30 cm

ISBN: 978-65-5619-110-2

1. Biografia. 2. Atriz. 3. Trajetória pessoal. I. Disrup Talks.
II. Goldoni, Naiumi.

CDU: 929

Ficha Catalográfica elaborada pela Bibliotecária Kelly dos Santos - CRB-8/9108

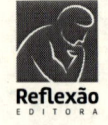

Editora Reflexão
Rua Almirante Brasil, 685 - Cj. 102 – Mooca – 03162-010 – São Paulo, SP
Fone: (11) 9.7651-4243
www.editorareflexao.com.br
atendimento@editorareflexao.com.br

Todos os direitos reservados. Nenhuma parte desta obra pode ser reproduzida ou transmitida por quaisquer meios (eletrônico ou mecânico, incluindo fotocópia e gravação) ou arquivada em qualquer sistema ou banco de dados sem permissão escrita da Editora Reflexão.

SUMÁRIO

Introdução: Por que ninguém nos contou?...............................09
Capítulo 1 – Jovem, mas com os pés no chão.........................11
    Raiz batalhadora..13
Capítulo 2 – O início de nossa família....................................17
    Trocando Figurinhas..23
Capítulo 3 – Maternidade e ressignificação pessoal...............27
Capítulo 4 – Enfrentando mais desafios.................................37
Capítulo 5 – O empreendedorismo em minha vida................47
    Ser influenciadora é fácil?..51
Capítulo 6 – O desafio do mercado de trabalho pós-maternidade..53
Capítulo 7 – Culpa: supere este sentimento...........................55
    Relacionamentos fracassados e mãos atadas....................61
Capítulo 8 – Tempo: arranje um só para você........................63
    Separe um tempo para o amor..69
Capítulo 9 – Planejamento: Trabalho X Maternidade..............73
    Deseja engravidar? Foco no planejamento financeiro.....76
    Corte regalias, você consegue!...78
    Fuja das tentações e dos templos de consumo.................80
    Viva simples e com menos do que você pode....................81
    O trabalho em *home office*..82
    Defina períodos e administre seu tempo...........................84
Capítulo 10 – Mãe e empreendedora: a ressignificação da minha vida...87
    Ambiente virtual, maternidade real....................................88
    Descubra e valorize seus dons e habilidades....................88
Agradecimentos...91

Maelle e Mavie, este livro é para vocês.
É também para todas as mulheres que, um dia,
entenderam que "lutar como uma garota" é um grande elogio.

Introdução: Por que ninguém nos contou?

É estranho me deparar pensando em como minhas filhas cresceram. Não, espera! Minhas filhas são pequenas e precisam de mim praticamente em tempo integral.

Parece um filme: várias cenas passando ao mesmo tempo em minha cabeça, tantos medos e inseguranças. Porém, quando compartilho meu dia a dia nas redes sociais, percebo que os dilemas que enfrento são muito parecidos com os de inúmeras mulheres.

Diariamente, encaramos uma linha tênue entre amor e culpa. Inclusive, este livro também deveria ser lido por muitos homens, pais ou não. Afinal, é um convite para todos.

A maternidade nos brinda com um misto de sentimentos:
- Trabalhar fora ou cuidar dos filhos?
- Malhar ou ficar em casa dando atenção às crianças?
- Passar horas tirando leite no trabalho ou desmamar antes do previsto?
- Comprar comida pronta ou fazer o jantar?
- Dar banho depois que dormiu ou deixar para o dia seguinte?

As perguntas se acumulam, e nunca teremos as respostas certas.

O enredo dessa aventura parece ter diferentes protagonistas dentro de um mesmo filme, retratando a vida real de muitas mulheres que exercem seu papel de mãe, como em um longa-metragem totalmente verídico. É, simplesmente, o **desafio da maternidade**.

Tudo é muito intenso, mas pouco sabemos sobre isso enquanto estamos grávidas. Idealizamos o mundo perfeito, mas esse cenário romantizado desmorona quando o bebê nasce e o trazemos para casa.

Quando descobrimos a gravidez, não pensamos no quão difícil é criar um filho, quantas birras acumularemos (não apenas do filho, mas também nossas), quantas noites fracassaremos tentando fazê-lo dormir e como ficaremos exaustas – não importa a quantidade de maquiagem, nunca conseguiremos esconder nossas olheiras.

Durante a gestação, romantizamos os momentos de tranquilidade, a amamentação, a alegria em ser surpreendida com aquele sorriso encantador ainda no berço. Esses momentos acontecem e nos realizam como mães, mas, além disso, somos duramente impactadas: nossa vida muda e nada nem ninguém nos prepara para isso.

De repente, estamos sozinhas com um bebê, dedicando todo o nosso tempo a ele. Você percebe que não consegue nem tomar banho como antes. Isso, às vezes, é assustador!

Você se questiona: onde eu estou nisso tudo? Você, mãe que está lendo este livro, deve ter se sentido assim em algum momento. Qual papel devemos desempenhar? Mãe, mulher, profissional, esposa?

É difícil processar todos esses sentimentos, mas espero que a minha história te inspire e provoque uma mudança em sua forma de pensar e olhar para esses desafios.

Nas próximas páginas, mesmo diante da complexidade que envolve a maternidade e a vida no empreendedorismo, vou trazer esses temas com leveza e simplicidade, da mesma forma como encaro a vida.

Espero que minha história e experiências te inspirem, permitindo encontrar novas rotas e possibilidades. O mais importante é ressignificar a maternidade e se abrir para a chance de transformar seus desafios em realizações.

Naiumi Goldoni

Capítulo 1
Jovem, mas com os pés no chão

Quem me conhece como atriz ou criadora de conteúdo nas redes sociais provavelmente não conhece minhas origens e nem como isso contribuiu para a pessoa que sou hoje.

Quando somos crianças, desejamos ser as mais variadas coisas: atletas, astronautas, médicos, artistas de TV. No meu caso, falava em ser modelo, cantora e até freira – e olha que eu nem sabia o que significava ser freira!

Conforme o tempo vai passando, entendemos nossos gostos, aptidões e habilidades, e isso contribui para definirmos nossas profissões. Dessa forma, a ideia de ser atriz foi se consolidando na minha cabeça.

Nasci no Rio Grande do Sul em 1984, na cidade de Canoas, mas cresci em Esteio, um pequeno município da região metropolitana de Porto Alegre. Naquela época, o meio artístico era uma realidade distante da minha família, mas eu sabia o que queria.

Por ser um sonho declarado, contei com o auxílio dos meus pais enquanto criança e nos primeiros anos de adolescência – eles investiram em mim e pagaram cursos na área. Porém, quando completei 15 anos, tive "a conversa". Provavelmente não é aquela que você está imaginando, que todo adolescente tem com os pais, mas sim a que a maioria dos artistas já vivenciou: "você vai viver de quê?".

Meu pai foi sincero comigo e expôs suas preocupações: disse que era hora de colocar os pés no chão, escolher uma profissão "de verdade" e deixar para trás esse sonho distante de ser atriz.

Entendi o receio dele e busquei soluções: mesmo tendo o sonho de atuar, ainda tinha inseguranças pessoais e medo de investir anos da minha vida para estudar algo que talvez fosse impossível. Então, o que poderia me ajudar a superar essas questões e ainda colaborar para a deixar a timidez (sim, ela costuma me acompanhar) para lá? Bingo: Jornalismo!

Ao me tornar jornalista, estaria próxima do público e trabalharia com comunicação. Na minha mente, isso me qualificaria para, de alguma forma, continuar em busca do meu objetivo de ser atriz, mesmo que para isso trilhasse caminhos diferentes.

Em 2004, com 19 anos, fui aprovada em Jornalismo na Universidade Federal do Rio Grande do Sul (UFRGS) e, por ser uma instituição pública, tive a oportunidade de investir parte dos meus recursos – eu já trabalhava na época – para realizar meu sonho de atuar.

Mesmo vindo de uma família simples, meus pais sempre me orientaram em relação à educação financeira. Por isso, para mim foi natural a forma como me organizei para pagar os cursos de teatro.

O sonho de ser atriz estava gritando dentro de mim. Até que, durante um dos cursos, em 2007, tive uma surpresa e tanto! Fui selecionada para participar da Oficina de Atores da TV Globo. Era isso, estava acontecendo. Era real!

Fiz os testes e check: aprovada! Com isso, minha vida se transformou completamente: me mudei para o Rio de Janeiro, deixei o Jornalismo e me dediquei de corpo e alma ao curso de atores. Foi uma época maravilhosa!

Quando a Oficina terminou, veio o impasse: voltar ao Rio Grande do Sul e retomar a trajetória no Jornalismo ou ficar na Cidade Maravilhosa e iniciar uma faculdade de Teatro?

Não foi uma decisão fácil. Ela envolveu reflexões, dilemas, conversas com pessoas próximas e análises de vontades e sonhos. No fim das contas, a resposta sempre esteve dentro de mim: queria ser atriz e decidi ficar no Rio de Janeiro!

Raiz batalhadora

Para muitas pessoas, esse foi meu ponto de partida, mas a luta para ser atriz já tinha começado antes. Quando ainda era bem jovem, mesmo com os estudos e cursos de atuação, uma forma que encontrei para pavimentar o caminho foi trabalhando como modelo, além de outros empregos. A caminhada foi longa!

Consegui meu primeiro trabalho aos 16 anos, idade permitida pela legislação para começar a atuar profissionalmente. Era uma vaga de telemarketing em um jornal em Canoas. Ganhava um salário mínimo, mas pelo menos era uma receita conquistada com meu suor.

Depois, passei em um processo para ser secretária de uma escola de inglês e, nesse mesmo local, tempos depois, fui aprovada para dar aulas – tinha me formado na mesma escola e era fluente no idioma.

Foi justamente nesse meio que entra a minha vida de modelo. Entre 18 e 19 anos, comecei a fazer trabalhos no ramo. Apesar de ser uma renda extra, não tinha como calcular os ganhos, pois não eram fixos: não dava para saber se teria trabalho em determinados meses. Por isso, o salário "real" vinha das aulas de inglês.

Lembrando das conversas com meu pai, que sempre me orientou com questões financeiras, eu fazia questão de guardar um pouco do salário todos os meses, desde os 16 anos, iniciando uma poupança. E assim foi meu começo profissional.

Naquela época, eu não era empreendedora como hoje, mas tinha *feeling* para ir em busca de novas oportunidades, que me levassem aonde eu queria chegar profissionalmente.

Na minha cabeça, trabalhar como modelo me ajudaria também a dar o passo necessário para entrar no mundo artístico. Fazer comerciais de TV, por exemplo, aumentariam minhas chances de estar mais próxima do objetivo de ser atriz.

O trabalho como modelo me deu a chance de viver novas experiências, como morar no exterior. Estive em vários países: China, Tailândia, Filipinas, Malásia e África do Sul.

Foram duas as partidas para o exterior a trabalho. Em ambas, saí do Brasil com a expectativa de fazer um "pé de meia", mas a realidade foi diferente. Apesar de não ter voltado para casa com um valor alto como esperava, a tentativa sempre foi válida, até porque já não estava conseguindo me sustentar sozinha por aqui.

Durante as experiências no exterior, uma coisa comum no universo da moda era o pagamento de um *pocket money*: uma espécie de mesada semanal. A mesada que eu não tive dos meus pais quando adolescente passei a receber naquele momento.

Nesse caso, a agência de modelos do país onde você estava entregava um valor para as necessidades básicas: alimentação, transporte para os testes de modelo etc. A questão é que, quando chegava ao fim o período do acordo, o valor pago era descontado dos cachês ganhos com o trabalho de modelo – assim como o valor da passagem de avião para a chegada ao país, caso a agência tivesse sido responsável pela compra.

Ou seja, é tudo uma espécie de empréstimo. Você só ganha dinheiro se fizer uma boa quantidade de trabalhos, pois os *pocket money* não são altos e raramente sobram a ponto de você poder sair com um valor significativo – no fim, resta apenas a "mesada" que deixou de gastar. Sabendo disso, eu preferia economizar táxi, tentava achar locais que oferecessem comida grátis (uma das vantagens que ser modelo oferece em muitos locais), entre outras sacadas.

Lembro que, em um dos países em que trabalhei, os modelos tinham acesso gratuito a uma academia muito bem equipada. E lá havia sabonete, xampu e outros produtos disponíveis. Não tinha erro: nós enchíamos nossos potinhos com um pouco desses produtos e levávamos para tomar banho em casa. Eram elementos caríssimos para quem vivia apenas com *pocket money*, então era uma forma que encontrávamos para aproveitar ao máximo e economizar.

Na Tailândia, alguns restaurantes e baladas incríveis davam comida grátis para as modelos. Por isso, eu e minhas companheiras saíamos à noite – não necessariamente para fazer festa, mas para comer de graça. Hoje, ao recordar dessa história, dou risada, mas na verdade isso reflete o lado nada glamouroso da profissão, e a grande maioria das pessoas nem imagina que passávamos por isso.

Quem me acompanha nas redes sociais pensa que a minha trajetória foi tranquila, que tudo aconteceu de forma fácil. Poucos conhecem em detalhes cada batalha que enfrentei para chegar aonde estou hoje.

Além de situações como as que vivi como modelo, a carreira artística também não costuma ser vista de forma muito realista.

É comum o pensamento de que a vida de atriz se resume a glamour, festas, ser reconhecida nas ruas e sair em revistas. Porém, poucos têm a dimensão exata de como é uma carreira instável até atingirmos uma boa condição financeira, o que causa medo e insegurança.

A grande maioria dos atores vive de teatro e publicidade e, quando surge algum trabalho na TV, é algo celebrado e bem-vindo. Os contratos (em sua maioria) costumam ser esporádicos ou por obra – fazemos uma novela, contratados para aquele período de gravações e, depois disso, estamos novamente livres para buscar novas oportunidades profissionais. Um pouco depois surge mais um trabalho, mas não é nada estável, tanto profissional quanto financeiramente.

Outra realidade sem o brilho que muitos imaginam é relacionada à moradia. Eu, por exemplo, tanto no período em que morei no Rio de Janeiro quanto no exterior, dividi apartamento com muita gente – cheguei a morar com 17 pessoas –, e isso é um tanto comum entre modelos e atores, pois colabora para baratear as despesas.

Esse contexto se manteve até que tive a oportunidade de atuar pela primeira vez em uma novela de repercussão nacional, fazendo o papel de Gabi em *Chiquititas*, no canal SBT.

Quando passei no teste para a novela, me mudei para São Paulo. Foram dois anos de um trabalho incrível e memorável. Graças a esse papel, conheci a tão sonhada estabilidade financeira e aumentei minha visibilidade e reconhecimento. Sem dúvida, foi uma das fases profissionais mais incríveis que já vivi, pois estava realizando aquele sonho de infância que, por muitos anos, pareceu inalcançável, mas no qual sempre acreditei.

Capítulo 2
O início de nossa família

A história sobre como conheci o André é curiosa! Estava em São Paulo gravando *Chiquititas*, em um período no qual ia muito à academia.

Por conta da dinâmica de gravação da novela, eu tinha muitos dias livres. O SBT gravava muitas cenas acumuladas: montavam os cenários em que a Gabi ficava e já fazíamos um monte de coisa. Algumas cenas iam ao ar meses depois da gravação!

Então, muitas vezes, trabalhava alguns dias e ficava semanas sem precisar gravar para a novela. Logo, tinha muito tempo para me dedicar ao que quisesse, inclusive ir à academia.

Foi então que, um dia, vi um cara que me interessou. Poucos dias antes, em uma conversa cheia de risadas com a amiga que morava comigo, Francine, defini o visual do meu homem ideal: alto, moreno, tatuado, com cara de mau, mas "sem ser mau". Quando vi o André, lembrei da conversa e parecia que tinha achado exatamente o cara com aquelas características.

No mesmo dia já trocamos olhares. E foi assim por um bom tempo: eu olhava e ele também me observava, mas não conversávamos, por mais que nos encontrássemos com frequência. Um dia, não teve jeito: eu estava fazendo um exercício e sabia que não estava certo, mas fiquei com vergonha de fazer errado na frente dele.

Quando fui chamar o instrutor, ele – que embora estivesse em seu horário de treino, era *personal trainer* – perguntou se eu precisava de ajuda, pegou minha ficha e começamos a conversar pela primeira vez.

Depois de ver meu nome na ficha, logo ele pediu meu perfil no Facebook, me adicionou e convidou para jantar. Aceitei!

No primeiro encontro nos divertimos muito, conversamos sobre tudo, demos boas risadas juntos, mas não rolou beijo – quis deixar aquele gostinho de quero mais. No segundo, porém, não deu para segurar. Teve beijo e foi muito especial.

Depois disso, o relacionamento embalou. Com dois ou três meses de namoro, ele falava que já sabia quando me pediria em casamento. Sentíamos que era diferente, que íamos nos casar e ficar juntos. Era o *match* perfeito!

No dia do meu aniversário de 30 anos, fiz uma festa em casa com meus amigos. Na hora do parabéns, ele juntou nossos amigos na sala, ajoelhou-se e pediu minha mão. Seis meses depois, lá estávamos nós casando oficialmente, no cartório, na igreja, com festa e tudo que tínhamos direito. Dissemos o nosso "sim". Somando namoro e noivado, foi tudo muito rápido: em um ano, estávamos casados. Apesar de ser acelerado, foi feito com muita certeza de que era a coisa certa.

A novela terminou em 2015, dois meses antes de me casar com o André. Dali em diante, iniciamos uma vida a dois, mas vivi alguns dilemas financeiros por conta do fim do contrato. Não foi fácil nem rápido, mas a situação foi superada depois de uns dois anos.

Nessa época, fiquei insegura, já que não tinha trabalhos em vista. Ainda que eu estivesse sentindo medo, pelo menos tinha alguém para desabafar.

Foi nesse momento que passei a trabalhar com o conceito de "pelo menos". Encontrei a ideia na internet e vi que fazia muito sentido na minha vida, por ser algo que eu usava desde pequena como mentalidade.

O princípio é muito simples e, ao mesmo tempo, eficaz. Quando as coisas estão ruins, você para e pensa: "Bom, pelo menos...". Por exemplo: você sofre um acidente de carro. Tudo parece terrível, mas depois começa a pensar que "pelo menos está consciente, pelo menos não morreu, pelo menos sua família não estava junto". Sempre terá um "pelo menos" se você olhar com atenção.

Quando criamos o hábito de olhar o "pelo menos" em cada coisa ruim da vida, tudo fica mais leve e fácil de ser superado.

Foi o que fiz quando acabou *Chiquititas*. Voltei a ter dificuldades financeiras, não tinha nenhuma fonte de renda fixa e não via muito por onde ir, mas pensava que, pelo menos, minha vida emocional estava ótima. Tinha o André e isso me trazia paz e segurança, além da felicidade de ter alguém a quem me agarrar e ter o carinho retribuído.

Vivi muito tempo fora da casa dos meus pais – como no tempo em que morei fora do Brasil e, na sequência, passei cinco anos no Rio fazendo a Oficina de Atores e a faculdade de teatro –, e o André também ficou longe da família dele. Com isso, nós dois aprendemos a valorizar relacionamentos que trazem sensação de acolhimento e paz. Era o que tínhamos e ainda temos juntos. O coração em paz me ajudava a focar na busca por alternativas profissionais. Eu podia até chorar em alguns momentos, mas tinha meu marido ao lado, me apoiando e acreditando em mim – essa é a essência da ideia de "pelo menos".

Um fato curioso: as gravações acabaram em torno de oito meses antes da novela encerrar sua exibição na TV, por conta do adiantamento das cenas. Então, eu já não tinha nenhuma entrada de renda, mesmo que a novela ainda estivesse no ar.

Embora a parceria e a vida a dois com o André fizessem muita diferença nessa fase, tentei voltar a trabalhar como modelo, na busca por uma solução profissional. Ao mesmo tempo, quando surgia algum teste para atuar, eu também estava lá, batalhando pela minha carreira de atriz.

Foram dois anos bem complicados, sem grandes trabalhos e perspectivas. Nesse período, fiz uma primeira tentativa de empreender com duas grandes amigas do elenco de *Chiquititas*, Lisandra Cortez e Milena Ferrari: criamos uma confecção de camisetas e, por alguns meses, dedicamos todo o nosso tempo nesse novo empreendimento.

Tudo era realizado por nós três e, como não tínhamos capital de giro para o negócio, era uma tentativa:
- Escolhíamos tecidos, modelos e estampas;
- Contratávamos os prestadores de serviço;
- Fazíamos as fotos e as editávamos;
- Recebíamos os pedidos e despachávamos os produtos.

Confecção é um empreendimento complexo, pois existem variedades de cores, modelos, tamanhos. Muitas vezes, alguns tamanhos não vendiam e, em vez de aumentarmos o nosso capital, ele diminuía, sem contar o estoque parado. Como o valor que tínhamos para investir era pequeno, criar novos produtos era muito difícil, assim como dar sequência ao processo e olhar de forma otimista para o futuro da empresa, ainda tão jovem.

Percebemos que não tínhamos fôlego financeiro para levar o negócio em frente. Sem perspectivas, decidimos desfazer a sociedade. Essa foi minha primeira experiência com a vida de empreendedora.

Meses depois, o André decidiu comprar uma franquia de uma loja de suplementos. Decidi ir junto na reunião, no início apenas para auxiliá-lo, mas saí de lá como sócia do novo empreendimento.

Achamos tudo incrível – no começo tudo é novidade e as promessas são sempre atraentes! Pegamos boa parte das nossas economias e complementamos o que faltava com um empréstimo.

Você deve estar esperando que eu diga que, enfim, as coisas funcionaram. Mas não! O resultado não poderia ter sido pior!

Apesar de ter sido uma das épocas em que mais trabalhamos em nossa vida, perdemos praticamente todo o dinheiro investido e, durante os dois anos em que estivemos envolvidos com a loja, também não tiramos nenhum lucro (o que é normal e até esperado para novas empresas, mas as perspectivas futuras eram ainda mais desanimadoras).

Essa fase foi uma das piores que já experimentei em minha vida, mas não vou ficar destacando o sofrimento. O que quero compartilhar é a importância de ter perspicácia para mudar a rota.

Assumimos nossa responsabilidade para podermos seguir em frente:
- Não tivemos vergonha (e nem poderíamos ter);
- Não desistimos;
- Não nos escondemos atrás de desculpas;
- Não terceirizamos a culpa.

Perdemos muito dinheiro? Sim, muito! Mas o grande aprendizado foi em relação à administração financeira e à forma como lidar com as pessoas.

Hoje, conto isso de forma leve e bem-humorada, pois sempre fui uma pessoa com o astral para cima – muito sensível, mas muito positiva! Assim, mesmo que a gente tenha perdido nosso investimento com a loja de suplementos, encaro essa parte desafiadora da nossa vida com uma certa leveza na alma, valorizando os ensinamentos dessa situação.

Fizemos o que estava ao nosso alcance para que o negócio tivesse sucesso: nos preparamos para aquilo, estudamos muito, tivemos um certo suporte da franqueadora com relação a estratégias e colocamos todas em prática – não caímos de paraquedas. Na época, também fiz diversos *workshops* para entender mais sobre cada produto que vendíamos – eu sabia muito sobre suplementação! Tinha o controle do nosso estoque, passava horas do dia na loja, frequentemente era responsável por abri-la e, sempre que necessário, atendia clientes e fazia vendas.

Além disso, por diversas vezes, fui reconhecida como a "Gabi de *Chiquititas*" e, entre uma venda ou outra, tirava fotos e dava autógrafos.

Sei que esses aprendizados foram importantes. Hoje, sabemos gerir melhor nossos negócios, o que fazer e como fazer. Mais importante, não ficamos parados naquilo que poderia ter nos arruinado – pelo contrário, sabíamos que precisávamos nos reerguer para começar tudo do zero. Lembra? Mudança rápida de rota.

Sim, foi um investimento errado. Analisando hoje em dia, por mais que a gente se dedicasse à loja, a fase de transição que aquele tipo de produto estava passando naquele momento acabou impactando e nos colocando em uma situação vulnerável.

Os suplementos passaram a ser comprados, principalmente, em lojas *on-line*. Acredito que nosso empreendimento desmoronou por conta, majoritariamente, dessa fase de mudança de comportamento do consumidor.

Aliado a isso, qualquer investimento em loja física é maior do que em um estabelecimento *on-line*. Para completar, não era uma opção sermos uma loja disponível na internet, por se tratar de uma franquia.

O fato é que estávamos na estaca zero, sem dinheiro para nada! Foi quando comecei a pensar em novas soluções, saindo da caixinha de tudo que tinha feito antes. Tinha cerca de 200 mil seguidores no Instagram e pensei: "Poxa, tenho um número expressivo de seguidores, por que não me tornar uma influenciadora digital?".

Aos poucos, comecei a fazer vídeos para o YouTube. As produções eram totalmente amadoras, com os recursos disponíveis naquele momento e considerando que não tinha condição de investir em nada.

Trocando Figurinhas

Criei o canal *Trocando Figurinhas* em julho de 2015. As gravações da novela já tinham acabado, mas os capítulos ainda estavam indo ao ar, então o público me via diariamente na televisão.

Comecei a pensar em formas de me manter conectada às pessoas, até porque *Chiquititas* era um sucesso. Não sabia quando teria outra chance na TV, com toda a visibilidade atrelada a isso.

O ponto é que eu não sabia se o canal era o melhor caminho. Na época, já tinha muito conteúdo no YouTube, com inúmeras opções para quem assistia. Para se ter uma dimensão de como a plataforma estava forte naquele período, as crianças, quando perguntadas o que queriam ser quando crescessem, respondiam "youtuber". E eu, que pensava em começar, não sabia exatamente sobre qual assunto poderia criar conteúdo de vídeo, nem tinha estrutura ou dinheiro para investir.

E como deu certo? O André chegou um dia e falou: "Vai, hoje você vai gravar! Não importa se ainda não tem um roteiro perfeito, uma identidade visual, uma super câmera. Você vai começar". Eu sempre tive a ideia de que tudo precisaria ser perfeito, em todas as esferas. Inclusive, fazendo uma reflexão, talvez as coisas tivessem sido até melhores em minha vida se eu me jogasse mais, sem esperar essa perfeição.

Assim como eu naquele momento, muitas pessoas deixam de tirar planos do papel por esperarem o momento ideal e as condições perfeitas. Com isso, perdem tempo e oportunidades valiosas que, muitas vezes, não voltam a aparecer. Isso já aconteceu na sua vida? Você teve resultados impactos ao longo dos últimos anos por buscar uma perfeição inalcançável? Reflita!

Enfim, gravei o primeiro vídeo! Era uma câmera velha, uma GoPro que o André tinha comprado há muito tempo. Não tinha muito conhecimento de edição, mas usei um programa no computador dele, criamos padrões e fomos aprendendo.

Hoje em dia, dou risada quando assisto aos primeiros vídeos, com péssima qualidade de imagem e bastante amadores. É especial ver o quanto evoluí desde então e, mais ainda, observar a importância de ter tirado o tal plano do papel.

O nosso processo de aperfeiçoamento segue em constante desenvolvimento – desde aquele primeiro dia, aprendi muito sobre tudo o que envolve a produção de conteúdo, desde a relação com o público e criação de uma marca até partes técnicas de produção, captação, equipamentos, edição de foto e vídeo. Quando começo algo, entro para valer, vou fundo!

O público-alvo era o pessoal mais jovem, principalmente quem assistia *Chiquititas*. A ideia era conversar com eles, como se eu fosse uma irmã mais velha que dava conselhos e tirava dúvidas. O *feedback* foi super positivo!

Aos poucos, quis melhorar o canal. Entre o terceiro ou quarto vídeo, queria uma imagem melhor. Então, veio a ideia: eu tinha um celular antigo, que estava com a tela completamente quebrada, mas a câmera era ótima e estava intacta.

Passei a gravar com esse celular e, depois de algum tempo, compramos uma câmera semiprofissional. A estrutura do canal melhorava aos poucos.

Contudo, chegou um momento em que eu já tinha falado tudo o que queria para aquele público – sentia-me cansativa, abordando temas repetitivos. Além disso, percebi que a diferença de idade realmente dificultava a minha identificação com os inscritos no canal. Aquele era um espaço em que, de forma alguma, eu queria assumir um personagem. Eu precisava estar confortável com o que abordaria, sem fingir, forçar questões adolescentes ou coisas do tipo. Além disso, como na época trabalhava com o André na loja de suplementos, precisava gravar, editar e fazer tudo de noite ou de madrugada.

A rotina estava puxada e eu estava prestes a desistir do canal... quando engravidei! No dia em que fiz o teste e vi o positivo, tive a ideia de gravar um vídeo no qual eu contava para o André que estava esperando um bebê (contarei mais sobre isso). E logo começaram a surgir novos temas.

O vídeo com a revelação foi publicado em outubro de 2016 e foi uma virada! O *Trocando Figurinhas*, nome do canal na época, voltou a crescer e, com a gestação e a maternidade, começaram a surgir novos temas: em pouco tempo, batemos 100 mil inscritos. Percebi que o público queria acompanhar aquele processo.

E aí vem uma ironia do destino: a Gabi, minha personagem em *Chiquititas*, era uma super mãe, mas essa realidade era muito distante pra mim. Naquele momento, os papéis se inverteram: era eu que estava grávida e pensava: "como eu vou ser mãe na vida real? Será que vou ser uma mãe tão boa quanto a minha personagem

era?". É interessante analisar como uma personagem inspira tantas pessoas, inclusive sua própria intérprete.

Para completar a loucura, naquele momento, recebi um convite para fazer uma participação de três meses em *A Terra Prometida*, novela da Record TV. No mesmo dia em que recebi a ligação, a minha gravidez foi confirmada – foi uma dobradinha de notícias maravilhosas.

Depois de um ano e meio afastada, estava sendo convidada para um novo trabalho como atriz e estava grávida! Dois sonhos se realizariam, mas sabia que um poderia inviabilizar o outro.

Pensei sobre toda a espera, a luta para conseguir espaço e, quando finalmente surgiu uma boa oportunidade, eu estava grávida! Se eu contasse, eles não me contratariam – não há como negar que, para interpretar um personagem, as mudanças físicas de uma gestante impactam a profissão.

Fiz pesquisas na internet para saber quanto tempo levava para a barriga aparecer – li que era em torno do 5º mês, dependendo da mulher. Então, decidi ir em frente e fazer a novela sem que soubessem da gestação.

A determinação que tive me ajudou muito nesse processo. Sabia que não podia ter enjoo e nem passar mal durante as gravações. Aliado a isso, não tinha dinheiro para me sustentar no Rio de Janeiro durante o período do trabalho, então arrumei um quartinho na casa de uma amiga muito querida, Anne.

Se eu sentia um enjoo rápido pela manhã, repetia mentalmente muitas vezes: "Você está ótima, respira, toma uma água". Não sei se esse trabalho mental comigo mesma funcionou de fato, mas consegui fazer os três meses de gravação e, apenas nas últimas semanas, contei para a figurinista, já que na fase final haveria figurinos novos para a personagem e eles precisariam ser mais soltos.

A novela acabou e, como vocês devem ter percebido, deu tudo certo!

Capítulo 3
Maternidade e ressignificação pessoal

Logo que soube da gravidez da Maelle, quis registrar esse momento da descoberta e de como contar para meu marido. Sem pretensão alguma de postar, resolvi gravar um #CasalResponde – vídeo em que o casal responde perguntas feitas por seguidores.

No meio dessas perguntas, tive a ideia de incluir a seguinte pergunta: "Qual o maior presente que um daria ao outro?". Quando fui responder, entreguei a ele uma caixa e, dentro dela, tinha o teste de gravidez, sapatinhos e uma roupinha de bebê.

Foi até engraçado: quando ele viu só o teste, não entendeu, achou que era um teste de diabetes. Eu já estava toda emocionada, chorando, achando que o André ia sacar de cara e me abraçar. Mas ele demorou um pouco, ficou com uma cara estranha.

Então, quando viu as roupinhas e o sapatinho, aí sim entendeu tudo. Foi um momento muito lindo e especial. O vídeo ficou incrível!

A ideia inicial não era publicar esse vídeo – a intenção era apenas ter o registro do momento para que, no futuro, a criança pudesse assistir. Mas foi tão marcante para nós e a reação dele foi tão espontânea que mudamos de ideia e postamos.

Até hoje, é um dos vídeos com maior audiência do canal, com mais de um milhão de visualizações. Ao todo, nosso canal já tem quase 100 milhões de *views!*

A partir dessa mudança de tema – falando mais sobre maternidade e esse universo – o canal começou a dar muito certo! Estava decidido: havia encontrado o assunto que queria falar com o público e, junto com isso, achei o meu propósito. As pessoas se interessaram genuinamente pelo que eu estava compartilhando com elas, e esse foi o marco das mudanças que se sucederam.

Vendo a reciprocidade e a aproximação do público com o novo conteúdo, fiquei com muita vontade de falar sobre o momento que eu estava vivendo. Porém, sempre de forma simples e real, do jeito que eu sou e conforme tudo ia acontecendo na gravidez.

Como sou muito intensa no que estou vivendo, desde o momento em que descobri que estava grávida passei a pesquisar sobre o assunto e queria saber tudo a respeito: cada semana, cada momento, quais seriam as transformações e sensações, o que é considerado normal e o que não é etc. Resumindo: tinha vontade de falar disso o tempo inteiro.

No início, o objetivo era não falar sobre gravidez em todos os vídeos, mas apenas de vez em quando, mesclando com outros conteúdos. No fim das contas, não tinha como! Os temas gravidez e maternidade foram se intensificando naturalmente e as pessoas foram gostando. Não era forçado, pois minha vontade acompanhava o interesse do público.

Com os *feedbacks* que passei a receber e o interesse dos seguidores pelo assunto, logo pensei: "Que bom! Como estão gostando bastante, vão conhecer realmente o que eu estou vivendo e amando nessa fase da minha vida!". Era uma relação de transparência e parceria.

A partir desse momento, também comecei a produzir conteúdo sobre maternidade e família no Instagram, e a receptividade foi igualmente muito boa. Na época, eu não ganhava nada com redes sociais, inclusive, não havia criado o canal com o objetivo de ser uma influenciadora ou criadora de conteúdo. A intenção era manter meu público, conquistado com a novela, junto comigo, com a atriz Naiumi Goldoni.

Só que, de repente, tudo isso foi mudando: comecei a produzir conteúdo sobre maternidade, que não tinha nada a ver com a minha formação de atriz. Era uma coisa nova, mas que eu não podia deixar passar, já que considerava uma oportunidade de fazer algo com o qual eu me identificava e gostava de produzir. Algo diferente passou a pulsar dentro de mim.

E assim é a vida, não é? Muitas vezes, temos certeza de que ela tomará determinado rumo e, quando menos esperamos, tomamos outro completamente contrário, mas que nos levará ao destino final correto.

Passei a vida inteira estudando para ser atriz, fazendo cursos, me formei na Faculdade de Teatro e, sem esperar, as coisas tomaram outro rumo: eu estava produzindo conteúdo sobre algo completamente diferente e, mais do que isso, investindo meu tempo nisso.

No decorrer desse processo, fui vendo que minha produção de conteúdo aumentava. Eu falava sobre gestação, pesquisava muito sobre isso, trazia assuntos relevantes, preparava o que iria falar. Pesquisava, mas não seguia um roteiro fechado. O resultado foi o crescimento do meu público, o que deixou minhas mídias sociais em evidência.

Quando comecei a fazer o Diário de Gravidez[1], o projeto criou uma identificação muito grande entre eu e meu público. As mulheres espectadoras se sentiam tão próximas que comentavam, relatavam e compartilhavam o que estavam vivendo. Dessa forma, abriu-se um espaço para muita troca de informações e experiências.

Foi surpreendente e muito satisfatório poder compartilhar o que eu vivia e, ao mesmo tempo, ver que muitas mulheres se identificavam com o conteúdo que eu amava produzir.

Com o crescimento do trabalho, comecei a fechar algumas parcerias. Na época, dedicava todo o meu tempo para o canal – não estava fazendo novelas ou trabalhando como modelo e, pouco antes da Maelle nascer, saí da sociedade na loja de suplementos. Logo, precisava de dinheiro e, qualquer que fosse a parceria, para mim já era importante.

As marcas começaram a enviar seus produtos em troca de postagens. No começo, quando você é um influenciador pequeno, faz sentido aceitar essas permutas, com a divulgação de um produto recebido. Conforme há um crescimento, os valores do influenciador também aumentam.

Nessa época, o André cuidava de todas as contas da casa sozinho e, com o crescimento no canal, vimos que esse poderia ser um caminho para aumentar nossa renda a partir do meu trabalho como criadora de conteúdo. Como seríamos pais, a questão financeira passou a ter ainda mais importância, e entendemos que, com as permutas, poderíamos ter um custo menor com algumas coisas.

O canal foi ganhando cada vez mais seguidores, e o fato de eu ser totalmente transparente com o público e de relatar meus sentimentos sempre

---

1 Diário de Gravidez: projeto no qual eu contava, semana a semana, o que acontecia com meu corpo, minhas emoções e com a bebê. As pessoas me acompanhavam para saber o que estava acontecendo na vida da nossa família a cada período.

com muita verdade fazia com que as pessoas se identificassem. Foi estabelecida uma relação de empatia e reciprocidade.

Em uma certa semana, lembro de chorar muito gravando um vídeo, não tinha como segurar aquele turbilhão de sentimentos. Foi um relato genuíno de uma futura mãe aos prantos diante de tanta coisa a ser feita e com alguns medos que começavam a surgir. Naquele período, além da gestação, estávamos em uma pequena reforma para a chegada da bebê, tínhamos nossos trabalhos e, pessoalmente, sentia que não daria tempo.

Eu pensava: "Se agora eu não dou conta, como vai ser depois?". Sem contar que eu e o André não temos nossas famílias por perto e nem contamos com uma rede de apoio no dia a dia.

Essa situação me levou ao desabafo com minhas seguidoras, as quais eu já considerava praticamente amigas virtuais, após tantas trocas ao longo dos meses. Eu chorava sem parar, expondo tudo que eu sentia no vídeo, de forma espontânea, como uma reação natural de uma futura mãe.

Quando você está vivendo uma situação dessas e encontra em outra pessoa as mesmas emoções e medos, há uma identificação imediata – era justamente isso que me aproximava do público. Enquanto a maior parte das pessoas mostra apenas o bonito, ver alguém se expondo de uma forma tão vulnerável leva a uma conexão.

Naquele dia, as reações foram imediatas e francas, e percebi que as mulheres compartilhavam da minha dor.

Foi nesse período também que comecei a ser chamada de blogueira. Era o termo mais usado para o que, hoje, denominam como influenciadora. Sendo sincera, naquela época me incomodava quando me chamavam de blogueira ou youtuber, afinal, sou uma atriz! Estudei e me formei como atriz, não sou blogueira.

A verdade é que eu tive que passar por um processo de autoaceitação para entender que eu também poderia ser blogueira, youtuber, influenciadora e por aí vai. E isso não tiraria de mim tudo que conquistei interpretando.

No fim, me redescobrir além da carreira como atriz foi muito gratificante. Em pouco tempo, além de aceitar, deixei de me incomodar com aquela nomenclatura, pois percebi que não precisava deixar de ser uma coisa para ser outra. Eu posso ser tudo isso e muito mais, o que eu quiser! Ser uma influenciadora não me impede de, também, ser uma atriz.

Isso pode acontecer com você, que se vê em um ponto de mudança na vida, mas que talvez deixe de se entregar ao novo por apego ao que era antes, seja em sua profissão, relacionamento ou algum aspecto pessoal. Mudar de rota não apaga todo o seu percurso anterior, mas apenas traz outras perspectivas e possibilidades.

Se o período de gestação já foi uma loucura, as experiências intensas seguiram firmes e fortes. Por exemplo, quando a Maelle, minha primogênita, nasceu, eu a tive utilizando o SUS (Sistema Único de Saúde) e o André filmou tudo: a dor, o cansaço, o trabalho de parto, a ansiedade e a alegria do nascimento.

Na época, em meus estudos sobre o parto normal – algo que eu desejava muito viver – lembro de pesquisar e encontrar vídeos bastante editados, em que tudo parecia suave e tranquilo. Eu esperava que fosse assim, mas o que vivi foi intenso, com choros, vulnerabilidades, vontade de desistir dos meus planos e até mesmo a sensação de ser a única a ficar tão frágil assim naquele momento.

Mais de uma vez, pedi desculpas à equipe por sentir tanta dor e achar que não conseguiria seguir adiante. Sei que parte disso foi porque tudo que eu havia assistido antes não mostrava esse lado!

E foi por isso que eu me senti confortável em compartilhar como acontecia um parto normal no "meu mundo real" (afinal, cada parto é um parto – é importante ressaltar isso) e em mostrar um pouco mais do que pode acontecer naquele momento tão íntimo.

Ao editar o vídeo, quis deixá-lo o mais realista possível. Foi uma surpresa para nós quando, rapidamente, o vídeo virou um sucesso!

De novo, ficou provado que é isso que as pessoas querem ver e sentir: a verdade! Não há mais espaços para enredos fantasiosos. O que eu mostrei foi o que de fato passei ao colocar minha filha no mundo, e que também é o que grande parte das mulheres vive.

Após o nascimento da Maelle, não tive licença maternidade: voltei para casa e continuei trabalhando e criando conteúdos diariamente. Éramos nós duas *fulltime* em casa, já que o André chegava em torno das 23h por conta do trabalho.

No início, achei estranho viver integralmente a maternidade e ainda ganhar dinheiro com o meu trabalho nas redes sociais. Aquela culpa meio louca que mãe sente: não importa se volta ao trabalho, se trabalha de casa ou se larga o trabalho para se dedicar à maternidade, sempre fica a sensação, sabe?

Era um trabalho em que, basicamente, eu mostrava o meu dia a dia. Tinha a liberdade de estar de pijama, cabelo preso, fazer comida e, ao mesmo tempo, produzir conteúdo. Contudo, não era vida fácil, não! Quando me dei conta, passava horas – muitas vezes madrugadas inteiras – gravando, editando e postando. Se não fizesse isso, não conseguia cumprir o que precisava no trabalho nem cuidar da minha filha como queria e era necessário. Era um trabalho duro e cansativo, ao mesmo tempo que me proporcionava uma liberdade incrível.

Diante disso, comecei a investir mais em mim mesma e dedicar mais tempo a pesquisas relacionadas à maternidade. Dessa forma, meu conceito sobre vida profissional começou a mudar: a ideia de que eu poderia deixar a carreira de atriz em segundo plano para me dedicar mais como criadora de conteúdo foi se tornando cada vez mais latente em minha mente.

Foi assustador pensar em todo tempo que me dediquei exclusivamente para a carreira de atriz e saber que, ao priorizar os conteúdos sobre maternidade nas redes sociais, estava correndo o risco de nunca mais atuar. No fim, entendi também que todos os cursos que fiz, inclusive os semestres da faculdade de Jornalismo, me ajudaram a colocar em prática os conceitos de criadora de conteúdo.

Foi nesse momento que a ficha caiu definitivamente: eu tinha, de fato, uma nova profissão! Comecei a falar com profissionais de saúde, pesquisar profundamente cada tema e mostrar os bastidores da minha própria casa – e os *feedbacks* seguiam incríveis, ainda bem!

Com isso, entendi que coisas surpreendentes, que não seguem o *script* que tínhamos em mente para nossas vidas, acontecem e também podem nos deixar realizadas – seja como mulher, mãe ou profissional, como aconteceu comigo. É importante estarmos sempre atentas às oportunidades que nos levam a novas rotas, mesmo que inesperadas. Isso porque elas podem acabar nos direcionando ao encontro ou reencontro com nós mesmas.

Por conta do trabalho que realizei nos primeiros anos da Maelle, grandes marcas começaram a me notar, e ser uma influenciadora tornou-se minha fonte de renda principal. Virei embaixadora de uma grande revista que fala sobre maternidade e fiz trabalhos para algumas das principais marcas do País como criadora de conteúdo.

Ao mesmo tempo, entendi que não voltaria tão cedo para a TV, já que alguns projetos como atriz, que estavam na minha mira, foram adiados. Nesse momento, decidi focar na minha família e planejar a segunda gravidez. Quando a Maelle tinha pouco mais de dois anos, positivo: engravidei novamente.

Mavie estava a caminho e, claro, teve vídeo especial revelando ao André.

Foi mais um motivo para investir cada vez mais intensamente no canal. Para mim, estava consolidado o fato de trabalhar com maternidade, e desenvolvemos uma reputação e uma fonte de renda estabelecidas nisso.

É claro que, nessa aventura, não poderia faltar meu companheiro de vida. O André me ajudava muito, além de seguir em sua profissão como *personal trainer*. Muitas vezes, chegava em casa tarde da noite após dar aulas e ainda enfrentava mais um turno, gravando vídeos comigo na madrugada. Ele participava da produção, criação e gravação de alguns vídeos, além de ser meu diretor e fotógrafo.

Conforme o tempo foi passando, André também foi se desenvolvendo nessas áreas, e produzir com ele era sempre um tiro certeiro – era o pacote completo! Além do mais, como tínhamos objetivos em comum como casal, o sucesso de um representava também o sucesso de nossa família. Ele sempre me apoiou, fez e ainda faz o possível para me ver crescer.

Posso dizer que o André foi como uma escada para eu chegar mais alto, pois nada teria acontecido da mesma forma em meu trabalho nas redes sem ele ao meu lado. Sou muito grata por nossa parceria ir muito além do relacionamento.

Se posso dar uma dica valiosa, é essa: escolha para caminhar ao seu lado alguém que vibre com suas conquistas, que apoie e não se sinta intimidado(a) ao ver você vencendo. Em uma família, a vitória de um é a vitória de todos.

Capítulo 4
Enfrentando mais desafios

Apesar do sucesso, me estabelecendo com o canal e com os conteúdos digitais, os desafios do dia a dia continuam existindo. E algumas questões que me marcaram nos primeiros anos das minhas filhas envolvem julgamentos. Sim, as mulheres ainda são julgadas independentemente de suas escolhas:

- Se não quer ser mãe ou se quer ter 3 filhos, é julgada;
- Se trabalha fora de casa ou se fica em casa, é julgada;
- Se amamenta pouco ou por muito tempo, é julgada.

A mãe precisa desabafar! Afinal, nem tudo são flores! Mas até mesmo com pessoas do seu convívio mais íntimo ela se sente recriminada: não pode reclamar nem se expressar sem que a culpem por ingratidão ou até amor de menos.

Dessa forma, calam suas dores e angústias por causa de julgamentos, que tomam por base a romantização da maternidade:

A mãe não reclama, a mãe apenas ama. É aquele ser com sorriso angelical e pronto a se doar incondicionalmente.

Isso não é humano! A mãe nada mais é do que uma mulher com desejos, necessidades próprias, hormônios livres pelo corpo, sejam eles de estresse pós-parto ou amor e desejo. É um ser humano que teve um filho – que ama, sem dúvidas –, mas que não deixou de ser um ser imperfeito como todos nós, e que merece acolhimento e empatia também.

A amamentação, por exemplo, é frequentemente colocada como algo natural e simples, afinal, junto com a criança, nasce uma mãe. Algo instintivo, não é? Pois bem, essa não é a realidade de muitas mulheres, e a amamentação pode se tornar algo muito difícil.

Falando sobre a Maelle, minha primeira filha, optei por amamentar em livre demanda. Quando ela quisesse mamar, eu ofertaria o peito. E como a amamentação não é apenas nutrição, mas também acolhimento e consolo, dar de mamar era minha grande função diária nos primeiros meses.

A grande questão era que ela não ganhava peso e sempre dormia mamando. Além disso, era um bebê que chorava bastante e eu, como mãe de primeira viagem, via um comportamento que não parecia normal. Na dúvida, amamentava mais e mais vezes ao longo do dia. Ela ficava no peito a cada meia hora, e isso foi se tornando muito cansativo, pesado.

A sensação era que ela sempre estava com fome, mas nada resolvia e ela seguia com o peso no limite do saudável, sempre perto de uma zona de risco. Mais tarde, após exames e análise clínica com nosso pediatra, acabamos descobrindo que simplesmente é o tipo físico dela. Mesmo hoje, comendo super bem, ela segue com o mesmo biotipo.

Mesmo assim, tive momentos de desespero. Quando ela tinha algo em torno de 10 meses, fui ao pediatra e comecei a chorar ao narrar a minha rotina de amamentação. Aos prantos, disse categoricamente: "**Eu não aguento mais!** Está horrível. Eu não consigo fazer nada e não posso ficar meia hora longe da minha filha porque ela vai precisar mamar e eu não consigo tirar leite para estocar! Vejo meu marido, meus pais, amigos nossos, todos brincam com ela, a pegam no colo e se divertem, e tudo que consigo fazer perto dela é amamentar – é a única coisa que ela faz quando me vê. Eu quero poder brincar e curtir a minha filha também".

Foi um desabafo, um choro verdadeiro, que veio junto com a sensação de culpa, pois sabia da importância da amamentação e havia lutado por muitos meses para isso. Para me acalmar, ele disse: "Naiumi, se você soubesse o número de mães que chegam aqui e me falam que estão cansadas da amamentação e que não aguentam mais, você se sentiria menos mal por isso!". Aquilo me abriu um pouco os olhos.

Ouvindo o médico, me senti completamente aliviada por saber que outras mães passam pelos mesmos desafios. Porém, ao mesmo tempo, me soou um alarme porque isso era quase uma confissão velada, nem mesmo entre nós mães temos coragem de assumir determinados desconfortos e frustrações. É como se não pudéssemos expressar nossas dores, medos e inseguranças. Não temos o direito de compartilhar com outras pessoas esses desafios porque, se o fizermos, podemos ser mal interpretadas – ou, na cultura da internet, canceladas.

Depois dessa consulta, com essa questão martelando na minha mente, digeri o assunto por alguns dias. Entendi que, se era algo que me doía tanto e que nem eu havia comentado com outras pessoas antes, ao mesmo tempo em que mais mulheres se sentiam da mesma forma, eu deveria abordar a questão.

Trouxe tudo isso, com muito cuidado e respeito às dores de cada mãe, em conteúdos no Instagram e YouTube. Como foi libertador! Centenas de mulheres relataram suas experiências no aleitamento materno, muitas delas incríveis, outras dolorosas, tristes ou de frustração. Nos próprios comentários, pude ver muitas mulheres se abraçando, acolhendo umas às outras. Mais do que isso, curando feridas ao entenderem que não estavam sós, que o sentimento era apenas o lado humano, falível, imperfeito e completamente normal de ser uma mãe.

Calma, calma. Você agora pode estar se perguntando se amamentar é tão difícil ou ruim assim. Não! Parece contraditório, mas te digo que definitivamente não é! Não é à toa que lutei tanto para amamentar exclusivamente minhas filhas até a introdução alimentar, e segui amamentando por um bom tempo depois disso. Tive percalços no caminho, mas também vivi momentos inesquecíveis, que me mostraram o tamanho da minha força e potência.

Ser a única fonte de alimento de um ser é uma das maiores dádivas da natureza.

Por mais que os problemas devam ser falados, principalmente para que se possam buscar orientações e informações adequadas para preveni-los, os benefícios merecem destaque:

"Amamentar é muito mais do que nutrir a criança. É um processo que envolve interação profunda entre mãe e filho, com repercussões no estado nutricional da criança, em sua habilidade de se defender de infecções, em sua fisiologia e no seu desenvolvimento cognitivo e emocional, e em sua saúde no longo prazo, além de ter implicações na saúde física e psíquica da mãe"
(MINISTÉRIO DA SAÚDE², 2015, p. 11)².

Por isso, não podemos deixar que as partes complicadas escondam o que há de especial nesse processo.

Consegui amamentar por um ano, apesar de nossas dificuldades. Sabia exatamente os benefícios de manter a amamentação, até porque pesquisava muito sobre isso. Ter a chance de acolher o bebê, de suprir as necessidades dele e de estar perto nos momentos de dor é especial. Em qualquer lugar ou momento, poder saciar a fome de um filho com o que seu próprio corpo produz é mágico. Nada muda isso, nem mesmo os obstáculos.

Podemos falar de amamentação, maternidade, casamento, empreendedorismo. Cada tema tem seus desafios e precisamos discuti-los, sem esquecer dos lados positivos. Essa separação é importante, uma vez que romantizar os problemas só faz com que eles piorem.

E, apesar de sabermos da importância de expor determinados assuntos, mesmo hoje observo muitos temas sendo tratados com uma cautela até exagerada

---

2   Fonte: MINISTÉRIO DA SAÚDE. Saúde da criança: aleitamento materno e alimentação complementar. Cadernos de Atenção Básica, Brasília, n. 23, p. 11, 2015.

– ainda que não sem motivos, porque uma vírgula mal colocada nos leva a julgamentos. É a cultura do cancelamento: basta uma interpretação errada para nosso nome cair na boca das pessoas de maneira injusta e ruim.

No entanto, como adoro desafios, abordo os assuntos que considero pertinentes e sinto reciprocidade do meu público. Se percebo que é um tema delicado, que exige um cuidado maior, me preparo para falar e levanto o debate da maneira mais saudável possível.

Um exemplo disso é a paternidade ativa, e destaco aqui o papel que o André desempenhou (e também como se desenvolveu) nesse processo.

Muito embora nós mulheres tenhamos conquistado o nosso espaço no mercado de trabalho, o homem ainda tem um papel coadjuvante na parentalidade em nossa sociedade. Nós, mulheres, somos duramente impactadas com a chegada de um filho, tendo que adaptar todos os aspectos da nossa vida, corpo, emocional e dia a dia. Enquanto isso, a rotina do homem se mantém praticamente intocada. E é aqui que começa um novo desafio.

Nos primeiros meses de um bebê, a mulher fica em casa em tempo integral cuidando dos filhos, enquanto o homem basicamente continua com a sua vida. Sai para trabalhar, encontra os amigos, dá risada com o pessoal do trabalho, passa seu dia fazendo as mesmas coisas que fazia antes. E, pasmem, ainda com o bônus de voltar pra casa para dar um banhinho gostoso no bebê antes de dormir. Fica com o lado mais leve e fofo da mudança.

Não vou mentir: no começo, precisei ter uma conversa muito séria com o André sobre ele se tornar um pai mais ativo. Ele, desde o primeiro momento, se apaixonou por nossa filha e, enquanto estava em casa, gostava de curtir momentos com ela – banho, dormir com ela no colo etc. Havia a conexão e o amor. Mas, qualquer oportunidade que surgia de marcar compromissos completamente adiáveis e até desnecessários, marcava.

Hoje, sei que, pela questão cultural, o contexto em que vivemos e o que ele vivenciou com as gerações passadas, até mesmo ele, que atualmente é muito mais "desconstruído" e totalmente participativo, manteve sua rotina intocada em um primeiro momento. Ele saía para trabalhar, via os amigos, dava risada. Quando chegava em casa, me ajudava, brincava um pouco com a Maelle e ia dormir. Mas, no geral, era vida normal para ele.

Como ele atua nessa área esportiva, muitas vezes simplesmente chegava para mim e falava: "Marquei uma corrida no domingo. Agendei um treino com a galera". Não me perguntava, só comunicava que ia sair e fazer as coisas dele. No começo, eu simplesmente aceitava, no senso comum implícito de que "o bebê precisa da mãe", "só a mãe acalma", "o homem não pode amamentar", "mas o que o homem pode fazer?", até que chegou um ponto em que não dava mais.

Tivemos uma conversa e deixei claro que eu precisava dele em casa participando mais. Dividindo mais. Eu também queria sair, ir para a rua, tomar um vento na cara, encontrar minhas amigas. Mas eu estava lá cuidando da Maelle e precisava dele. E isso não quer dizer que eu não me sentia abençoada por ter a possibilidade de ficar com minha filha! Uma coisa simplesmente não tem a ver com a outra. Mas o pai tem que assumir alguns compromissos! Quem nunca ouviu um homem se justificar falando: "Ah, mas eu não amamento", sendo que definitivamente isso não é a única coisa que o bebê e a vida em família exigem.

A criança chora e, com boa vontade, qualquer cuidador amoroso, aos poucos, vai aprender a resolver. Tem que trocar fralda, colocar para dormir. Há afazeres domésticos que aumentam com o nascimento de um filho e que qualquer pessoa disposta pode dar conta.

A mãe precisa de água quando vai amamentar e necessita conversar sobre outros assuntos para manter seu emocional mais equilibrado. As roupinhas deixam de servir rapidamente e não somem sozinhas das gavetas, alguém precisa cuidar disso. Há vacinas e consultas médicas para agendar.

Por isso, alguém que acolha o bebê quando a mãe vai se alimentar é maravilhoso, não há nada como uma refeição quentinha.

Assumir o papel de pai é entender que, sim, o filho é dele e, fora amamentar, todo o resto pode ser feito com maestria, basta querer. Mas, por comodismo e pela cultura predominante em nossa sociedade, acaba não fazendo.

A ideia é que o homem saia de casa para trabalhar e garanta o sustento. Mas isso não pode ser assim, não mais! A importância de um pai participativo que nos entenda e nos ajude em toda essa adaptação é enorme.

Enfim, depois que tive essa conversa com o André, ele entendeu e mudou radicalmente: parou de marcar compromissos extras, tornou-se mais participativo e assumiu seu papel de pai de forma integral! Ele me incentivava a sair de vez em quando para tomar um ar, me divertir um pouco. Foi uma alteração importante, e fico feliz que a gente tenha conseguido quebrar uma rotina intocada do homem que, na maioria das famílias, é estabelecida.

É normal: faz parte do ciclo ficar sem dormir, ter dificuldades na amamentação, chorar e desabafar. Nessas horas, ter o apoio do parceiro ou do pai da criança é fundamental para conseguirmos seguir.

O André foi, e é todos os dias, um companheiro leal, principalmente nos momentos mais delicados que passei desde que nos encontramos, como nos partos de nossos bebês, até quando ele aconteceu no "susto".

Na amamentação da Mavie, nossa segunda filha, esse apoio foi muito importante. Até porque, naquele momento, o André já tinha entendido seu papel de pai. A experiência com a Maelle havia trazido conhecimento para nós dois e, com isso, a capacidade de suporte dele para mim foi ainda maior e fundamental.

No começo, a amamentação da Mavie parecia normal, sem dores ou dificuldades. Acreditei que seria uma fase mais leve, já mãe de segunda viagem. Entretanto, começamos a perceber que ela não ganhava peso – e, dessa vez, não era a questão do biotipo magro. O peso pouco aumentava e, depois de investigarmos, especialistas disseram que ela precisaria fazer uma cirurgia chamada frenotomia, para cortar o freio da língua (no caso dela era posterior, de um grau não identificado já na maternidade) e ter mais chances de mamar de forma eficaz.

Mesmo com o procedimento, ela seguiu perdendo peso e tivemos que acionar outros profissionais, como uma fonoaudióloga para fazer o acompanhamento e exercícios diários para a Mavie aprender a sugar melhor. Minha consultora de amamentação me ajudou a fazer translactação – técnica em que uma sonda é colocada junto ao mamilo, e o bebê suga o leite do peito ao mesmo tempo em que recebe leite materno coletado anteriormente. Assim, o aporte de leite é maior e também chega mais facilmente para o bebê fragilizado.

Eu ficava horas por dia com a bombinha de tirar leite, estimulando a produção e coletando leite. Todos iam dormir, mas eu seguia até de madrugada fazendo isso, para ter armazenado para as próximas mamadas. Era muito cansativo, física e mentalmente.

Íamos para a consulta e eu pensava: "Fiz tudo certo essa semana, ela deve ter ganhado peso, não é possível". Quando chegava o resultado, tinha ganhado cinco gramas. Eu chorava, não sabia o que fazer, estava no limite. Mas eu tinha apoio!

O André estava do meu lado, me sustentando e dizendo que eu poderia seguir, se esse fosse meu desejo. Jamais jogou dúvidas sobre mim e apoiou minhas decisões. Auxiliava nos momentos da amamentação, com todo o equipamento para coleta de leite e translactação. Lavava, esterilizava, colocava leite no congelador. Íamos juntos a praticamente todas as consultas. Ele era o pai ativo que eu precisava, foi muito especial. Os profissionais envolvidos também me auxiliaram de uma forma muito humana.

Foi muito legal ver que o meu marido entendeu o que eu falei sobre a necessidade de apoio ainda nos primeiros meses da Maelle. Ele poderia se esconder atrás da rotina intocada, da cultura da nossa sociedade, mas não! Fez o que tinha que fazer, tornou-se um pai ativo e me apoiou na dificuldade.

Foi esse suporte que me permitiu seguir no sonho de manter a minha filha com a amamentação exclusiva e seus benefícios. Vencemos a batalha da amamentação e, durante todo o percurso, apenas uma semana acabei precisando sair dessa linha e oferecer fórmula, em um momento em que ela ficou doentinha e não conseguia mamar, chegando em um peso perto do limite. Ainda assim, superamos e sou grata pelo apoio de todos que estiveram ao meu lado.

Importante: Compreendo e acolho todas as mães que, pelos mais diversos motivos, não conseguiram, não puderam e até mesmo não quiseram amamentar. Sou a favor da disseminação de informações e orientações corretas para que todas possam fazer o melhor dentro de suas possibilidades e amamentar até quando for bom para ela e para seu bebê. Nenhuma mãe é melhor do que outra por ter vivido um tipo de parto, por ter ou não amamentado, por fazer suas próprias escolhas. Como já disse, há inúmeros benefícios na amamentação (que me fizeram lutar por isso em ambas as vezes), mas nada substitui o amor. Esse sim cria os maiores vínculos existentes. Fortalece a saúde. Preenche o coração.

Capítulo 5
O empreendedorismo em minha vida

Vamos falar sobre mulheres empreendedoras? O primeiro passo é acreditarmos em nós mesmas, em nosso potencial e estarmos abertas a novos aprendizados e possibilidades.

Foi isso que fiz ao virar uma criadora de conteúdo. Mesmo que, no primeiro momento, parecesse estranho para quem se preparou a vida toda para ser atriz, me adaptei, o que me permitiu entender os novos rumos.

Conciliar uma nova vida, não voltada para os palcos, novelas e trabalhos como modelo, e me dedicar principalmente à maternidade e à criação de conteúdo exigiu um grande desapego e rápidas mudanças de rota.

Empreender pode ser diferente do que idealizamos. Eu, por exemplo, trabalhando em *home office*, por diversas vezes me peguei toda descabelada e vestindo aquela roupa confortável de "ficar em casa", sabe? Especialmente nos primeiros meses das meninas, mas e daí? Eu estou empreendendo, aprendendo diariamente que o mais importante é estar perto das minhas filhas, participando do crescimento delas e, sim, fazendo meus trabalhos da melhor forma possível, obtendo resultados que mostram o potencial da minha carreira nesse ramo.

É importante ressaltar que não existe certo ou errado quando falamos de empreendedorismo. Existe o que se enquadra melhor para você e seu estilo de vida. A partir disso, muitas respostas podem surgir para que você encontre o caminho. Muitas pessoas, por exemplo, não gostam de trabalhar em *home office*, enquanto outras adoram.

Há mulheres que conseguem conciliar trabalho com o cuidado dos filhos. Outras, como eu, seguem outro caminho. Cuidei da Maelle até ela completar um ano e nove meses, e da Mavie até seus sete meses. Administrar o trabalho e o cuidado das meninas ficou impossível em determinado momento – eu não conseguia nem trabalhar com foco e ser produtiva e nem dar atenção para elas –, e acabei optando por colocá-las na escolinha. Não existe cartilha, basta ver o que é melhor para você e seus filhos.

Ainda assim, muitas pessoas pensam que eu não enfrentei uma série de questionamentos e inseguranças internas para poder desempenhar meu novo papel de criadora de conteúdo.

Um dos maiores questionamentos que enfrentei ao iniciar como influenciadora, e sei que é uma questão que atinge praticamente todos os criadores em seus primeiros trabalhos, foi: "Como vou cobrar por isso? Não faço ideia de qual valor propor aos clientes. Vou chutar um valor para ver se dá certo". Pois é, foi assim que comecei: sem ter quem me orientasse ou compartilhasse suas experiências. Hoje, vejo quanto dinheiro perdi com essa estratégia, apesar de ser algo compreensível, já que, de forma geral, os valores dessa profissão ainda não são regulamentados, mas completamente subjetivos.

Cada orçamento depende do cliente, da campanha, do local, do público-alvo – tudo é muito variável. Você só entende esse mercado a fundo depois de um certo tempo dentro dele, já que não existem parâmetros claros logo de cara.

No começo, pode valer a pena fazer algumas permutas, mas chega o momento em que você já conquistou um espaço, tem um tamanho maior, uma credibilidade e uma imagem consolidadas como influenciador. Então, não dá mais para simplesmente trocar a divulgação pelo produto. Há que se cobrar dinheiro mesmo, porque o valor do seu trabalho é maior do que o simples preço daquele produto em questão.

Alguns pontos são importantes de serem observados também:

• O influenciador tem espaço na mídia?

• Ele fura a bolha do assunto que trata com mais frequência?

• Ele se envolve em polêmicas negativas (algumas marcas evitam se associar a criadores muito polêmicos)?

• O público o vê como alguém de credibilidade?

• Como será o trabalho: grau de complexidade, tempo que demandará para produção do conteúdo, necessidade de contratar outros profissionais para alguma etapa;

• Qual será a qualidade do conteúdo que vai ser publicado, tanto o orgânico quanto o produzido sobre a marca parceira?

• Como será o nível de imagem do vídeo ou da foto etc.?

Percebe como há muitas variáveis? É complexo fechar uma tabela de preços e definir o valor final. Por isso, é preciso atenção para saber valorizar o próprio trabalho. Afinal, é um **trabalho**, e quem atua nessa área sabe bem como é grande a demanda por um bom profissional!

Além disso, precisamos falar com mais profundidade sobre a importância de cuidar de nossa credibilidade como influenciadores, algo que muitos subestimam.

• Há muitas propostas de empresas com as quais não me identifico ou não vejo relação com a missão e os valores da marca;

• Há outros pedidos para divulgar produtos em que não acredito;

• Há casos em que não consumo determinado produto, mas reflito se mesmo assim seria relevante para meu público;

• Há situações em que não utilizo o item por alguma questão pessoal, mas vejo que pode ser útil aos meus seguidores.

Levo tudo isso em consideração antes de aceitar ou descartar uma publicidade em minhas redes sociais. Isso porque quero realizar ações com o que faz sentido para mim e para quem me segue. Essa é a verdade pela qual prezo, e o público reconhece e valoriza.

A credibilidade e o cuidado com a imagem fazem com que marcas com as quais fechamos parcerias fiquem conosco por muito tempo – frequentemente retornam em novas ações de marketing. Elas acreditam em nós e nós acreditamos nelas, isso me deixa feliz. Trabalho com empresas que acompanho, que produzem elementos dos sonhos. Falo sobre elas com verdade e isso transparece no que produzo!

Resumindo, o processo foi longo para chegar em uma base de preços. Conversei com colegas influenciadores, decidi adotar uma espécie de tabela (com base nela os valores são personalizados – de acordo com o trabalho) e comecei a operar com valores de mercado.

No começo, fiquei apavorada, confesso! Pensei que as marcas fossem recuar, não fossem aderir às minhas práticas, mas aos poucos as coisas começaram a acontecer. Eu acertei ao pensar que precisava valorizar o meu trabalho – e essa é uma verdade em qualquer área. É preciso saber cobrar o valor justo pelo que você exerce.

E, mesmo que fosse difícil, passei pelo processo de aprender a falar "não" para algumas negociações, para que eu fosse respeitada no mercado. Afinal, o meu nome, o nome Naiumi Goldoni, é relevante no segmento – era preciso valorizar isso!

Não posso ocupar meu tempo e espaço de mídia fazendo trabalhos para todos e com preços mal pensados, isso cristaliza uma imagem negativa. Assim, precisei aprender a me valorizar como influenciadora e, mais do que isso, como marca.

E você, sabe valorizar o seu trabalho?

Ser influenciadora é fácil?

A resposta é não! Não é nada fácil. Para quem pensa que é simples e rápido ganhar dinheiro sendo influenciadora, está enganado (salvo raras exceções, como em qualquer profissão). **Exige muito trabalho e empenho!**

É até engraçado quando ouço "nossa, deve ser fácil ser influenciador, é só fazer recebidos todo dia". Acredite: definitivamente não é assim. Na realidade, essa visão não poderia ser mais equivocada.

Muitos detalhes tornam essa função um trabalho complexo e que, como já dito, precisa ser remunerado de forma justa. Passa por montar roteiros, editar vídeos e fotos, participar de negociações e reuniões, manter todas as redes alimentadas com novos conteúdos e muito mais.

Isso sem falar que tudo parte do criador de conteúdo. Claro, muitos *influencers* têm suas equipes de trabalho, mas, em geral, é uma atividade que exige proatividade do indivíduo, é ele quem assume a maior parte das responsabilidades. Neste caso, a Naiumi Goldoni.

Como atriz, me preparo para um personagem, estudo os textos, tenho um tempo de trabalho, executo e volto para casa. Como *creator* (criadora de conteúdo), passo o dia inteiro trabalhando, criando vídeos curtos, *stories*, publicações, pesquisando para criar novos conteúdos e, à noite ou de madrugada, quando necessário, ainda os edito. Não há escala ou equipe de prontidão para deixar tudo arrumado para, quando eu chegar, gravar as cenas e ir embora.

Sem contar que é preciso ter criatividade para fazer conteúdo. Isso requer muito planejamento, pesquisa e produção constante. Então, é comum você estar preparando uma gravação de seus conteúdos e perceber que precisa criar diferentes postagens para diferentes redes sociais. E agora? É uma adaptação diferente em cada mídia, porque

são linguagens diferentes: nem sempre é o mesmo perfil de pessoas que assiste, assim como as demandas não são iguais. É um trabalho no qual você utiliza uma linguagem direcionada para cada público e rede social, o que exige uma dedicação intensa e toma muito tempo.

Se eu for comparar o meu trabalho atual com o de atriz, hoje trabalho infinitamente mais. Mas também encontrei nessa profissão uma realização, além daquela que tenho ao atuar. Sinto que contribuo para melhorar a vida das pessoas e isso transcende o meu trabalho – encaro como a minha missão! Além disso, consigo proporcionar muito mais para mim e minha família. Isso é surpreendente!

Aos poucos, meu trabalho foi se profissionalizando e a nossa equipe passou a contar com mais pessoas. Inclusive o André, que hoje é meu sócio nessa aventura, que me faz cada vez mais feliz.

A chave de tudo foi mudar minha postura e mentalidade profissionais. Isso foi fundamental para **quebrar certos paradigmas** e conflitos internos sobre ser criadora de conteúdo e ter uma mente voltada ao empreendedorismo.

Por isso, me dirijo a você, mulher que está lendo este livro: enxergue sua capacidade de ser o que quiser. Não deixe ninguém subestimar seus talentos, seja em qual área for. Você tem dons e deve usar sua capacidade para transformar sua vida para melhor!

A maternidade, devido ao acúmulo de funções, responsabilidades e autocobrança, muitas vezes nos "cega": não conseguimos reconhecer nossas próprias capacidades. E o mais curioso é que, justamente por causa desse acúmulo de funções, a maternidade nos torna ainda mais ágeis, multitarefas e fortes. Use isso a seu favor, independentemente de sua área de atuação!

Capítulo 6
O desafio do mercado de trabalho pós-maternidade

Não adianta negar, o mercado de trabalho no Brasil é cruel e não está preparado para receber as mulheres pós-maternidade. Temos que ser realistas: por mais avanços que tenham ocorrido na sociedade, na maioria das vezes, o homem ainda não é o responsável pela criação dos filhos.

Normalmente, quem leva à escola, ao médico, ensina as lições, faz o almoço e o jantar, entre outras coisas, é a mãe. Nós, mulheres, abdicamos de muita coisa na criação dos filhos – consequentemente, ficamos em uma posição mais vulnerável. Não estou dizendo que isso é necessariamente ruim, mas apenas trazendo a realidade dos lares brasileiros.

Uma vez vi em uma rede social uma brincadeira que mexeu muito comigo. A frase era: "Diga que você é mãe sem dizer que você é mãe. Diga que você é mulher sem dizer que você é mulher". Achei essa situação impactante, principalmente por causa do vídeo que respondia o desafio.

Era uma entrevista de emprego, e dizer que você é mãe sem dizer é ouvir do condutor do processo: "Com quem ficam os seus filhos quando estão doentes?". Na prática, o que ele está dizendo é que você está saindo atrás na briga pela vaga, porque há o receio de que você terá que dividir muito tempo entre trabalho e cuidado com os filhos.

A outra situação era semelhante. A pergunta da entrevista de emprego era: "Você pretende ter filhos? Já tem? Como está isso na sua vida?". No fundo, isso quer dizer que, se o objetivo for ter filhos, a vaga não será sua, já que isso envolverá licença, o período de gravidez etc. Ou seja, as empresas veem a maternidade como um fardo, algo que desqualifica a mulher para a vaga.

Por outro lado, quando é um homem fazendo entrevista de emprego, se esse assunto de paternidade vem à tona, o máximo que é falado é: "Você é pai? Ah, que legal, parabéns!". E segue o jogo. Fica muito evidente a forma como a maternidade ainda é vista na maioria dos casos.

Precisamos batalhar muito para mostrar que temos capacidade de fazermos o que quisermos, e os filhos são um *plus*, aquele algo a mais que faz com que tenhamos determinação de sobra.

Eu já estive dos dois lados dessa situação: já fui empregada e também empregadora. Sei o quanto tudo isso é injusto para as mulheres. Se engravidamos, temos medo de sermos demitidas; se uma empresa, em especial micro e pequenas, emprega uma mulher e ela engravida, nem sempre há alguém para substituí-la e os custos extras podem não ser facilmente administráveis. E não há políticas públicas suficientemente acolhedoras para que a gestação deixe de ser uma dificuldade no mercado de trabalho – temos que nos desdobrar muito mais para dar conta de tudo. Isso é simplesmente insano!

Capítulo 7
Culpa: supere este sentimento

Assim que o teste acusa "positivo", a primeira coisa que pensamos é: "Engravidei, e agora?". E quantas de nós não pensa também: "O que será da minha vida e do meu trabalho?". Um dos maiores dilemas que passam pela mente de uma mulher é como será a vida profissional após a maternidade, e perder o emprego é uma sombra que pode se fazer presente.

- Se eu for demitida, ainda serei admirada pelo meu parceiro se ficar em casa?
- E se eu ficar um tempo desempregada, como vou conseguir uma recolocação?

Nesse cenário, surge o sentimento de culpa, que parece aumentar a cada dia. As culpas são pelos mais diversos motivos:

- Engravidar;
- Perder o emprego;
- Não poder colaborar financeiramente em casa, justamente no momento em que um novo integrante da família nasce;
- Amar o motivo pelo qual se torna difícil a recolocação profissional – seus filhos.

É claro que, com isso, as mulheres se sentem desvalorizadas e desestimuladas, mesmo que possuam muito conhecimento técnico e capacidade em suas funções. Porém, nós podemos e devemos mudar essa realidade.

Precisamos mostrar a quem quer que seja a importância de as mães também se manterem como cidadãs, que mantêm total capacidade profissional e sustentam (e ampliam) suas aptidões, independentemente da área.

Mais do que isso, precisamos ter a capacidade de alertar os pais – como eu fiz naquela conversa com o André – sobre a importância de eles também se envolverem mais no cuidado dos filhos.

- Por que raramente os pais pedem licença em um dia de trabalho para cuidarem da criança que fica doente?
- De onde tiramos que só as mulheres têm que fazer isso?

Já passou da hora de mudar esse cenário, e precisamos mostrar à sociedade a importância dessa alteração no paradigma da maternidade.

Você, que me acompanha neste livro, já pensou em transformar seu *hobby* em negócio? Com certeza você tem algum talento nato, como fazer doces, marmitas, artesanato, vender produtos, ter o poder de comunicação, saber ensinar algo específico. Enfim, há muitas formas de obter renda nos dias de hoje, ainda mais com a ajuda magnífica das redes sociais.

A internet é uma fonte infinita de possibilidades nesse sentido, como o mercado de marketing digital, por exemplo, seja para criação de produtos, divulgação ou criação de cursos. Há muitas possibilidades, e nem é preciso divulgar por meio das mídias mais tradicionais, como TV ou jornal. Você pode fazer isso diretamente pela internet.

Além disso, é possível aprender muita coisa *on-line*, desde cursos gratuitos em grandes instituições até perfis de especialistas nas redes. Para quem quiser uma renda extra, uma sacada é encontrar algo que goste de fazer. Os campos são os mais variados. Por exemplo: um professor pode criar cursos *on-line* e encontrar uma fonte muito mais lucrativa de renda, além de ter um propósito, impactando diretamente a vida das pessoas.

Às vezes, pode ser uma ideia que parece simples. Você encontra uma loja na China que vende produtos baratos, mas são itens que as pessoas aqui no Brasil querem, mas não encontram facilmente. Você busca, vende, envia e, assim, começa a fluir. A renda começa a entrar e, de repente, o negócio se multiplica, impactando positivamente a vida de quem estava buscando esses produtos, e a sua também, é claro.

E hoje em dia, pela internet, é possível passar por todo esse processo, desde os aprendizados de como fazer, as pesquisas, a compra, a divulgação a um público mais amplo, chegando às formas de organizar o negócio, vender *on-line* etc.

Sempre busquei ser independente desde cedo e obter minha fonte de renda – isso sempre foi uma prioridade em minha vida. Ao me tornar mãe, uma das maiores dores nessa mudança brusca foi a dificuldade de me manter no mercado de trabalho.

Assim como eu, sinto que muitas mulheres, ainda que não sejam todas, buscam ser produtivas economicamente para a sociedade e financeiramente para a família. Mas nem sempre isso é possível, como já falamos. Nesse contexto, fica evidente o machismo estrutural existente em nossa sociedade. Mas há também mulheres que optam por abandonar seus empregos para cuidar dos filhos em tempo integral, deixando a cargo do parceiro o sustento familiar.

Respeito cada escolha, mas trago aqui uma visão importante e que acredito que mereça a reflexão para que elas sejam tomadas de forma realmente consciente.

O que pode acontecer quando uma mulher depende financeiramente do parceiro é algo que me preocupa. A partir do momento em que ela deixa a carreira de lado para se focar na maternidade, ela coloca muita coisa em risco. O que acontece se o marido falece? E em caso de divórcio? E se o homem perde o emprego? Em qual situação fica a mulher se ela estava vivendo uma vida sem qualquer capacidade de sustento próprio?

"Ah, mas o dinheiro é dos dois!". Sim, deveria ser. Nessa configuração familiar, não seria possível o homem exercer sua profissão com a devida entrega se a mulher não estivesse tomando conta da família e da casa. No entanto, quantos casos vemos de homens que se sentem proprietários de suas parceiras? Quantos relacionamentos abusivos acontecem e dos quais as mulheres nem ao menos conseguem se libertar por não terem condições de sustentarem a si mesmas e aos seus filhos sozinhas?

A mulher fica muito vulnerável a abusos que ela, por vezes, nem percebe. Afinal, crescemos vendo as gerações anteriores, a mãe e a avó na mesma situação, envoltas nessa questão de um machismo estrutural e de uma "autoridade financeira".

A questão do abuso é delicada, e até mesmo na parte sexual ele pode acontecer, então é necessário tomar cuidado. A mulher pode achar que, já que o marido está trabalhando, garantindo sustento financeiro, ela é obrigada a servi-lo, também, nesse aspecto.

Mas essa questão é delicada e vai muito além do risco de um relacionamento abusivo.

Como exemplo, destaco um trecho de *Carta ao editor*, do jornal *The New York Times*. É um conteúdo antigo, de 2006:

> *A palavra 'escolha' tem sido usada no contexto de mulheres trabalharem em casa contra trabalharem fora, como um eufemismo para o trabalho não remunerado, sem segurança no emprego, sem férias, sem convênio médico e nenhum plano de aposentadoria. Não me admira que os homens não clamem por essa possibilidade de 'escolha'.*
>
> **Barbara Cohn Schlachet**[3]

---

[3] Fonte: SCHLACHET, B. C. Why Should It All Be Up to Women? (5 Letters). Nova York, 2006. Disponível em: <https://www.nytimes.com/2006/01/18/opinion/why-should-it-all-be-up-to-women-5-letters.html>. Acesso em: 30 jun. 2022.

Gosto muito desse texto porque ele aponta essa disparidade de forma direta.

Por isso, gosto de iluminar esses pontos para as mulheres que me ouvem, que estão lendo este livro ou que me acompanham de alguma forma. É um alerta, porque são coisas que podem acontecer – desde um casamento que não a faz feliz e do qual ela gostaria de sair, passando pelo relacionamento abusivo até os riscos de perda do parceiro, divórcio e perda de emprego do homem.

É natural que, nos primeiros momentos, você cuide de seu filho em tempo integral. O nascimento do bebê leva a um afastamento natural das questões de trabalho por algum tempo. Acredito, inclusive, que a licença maternidade deveria ser mais longa, priorizando os seis meses de amamentação exclusiva que a Organização Mundial da Saúde recomenda.

Para que isso seja possível um dia, reforço a necessidade de políticas públicas que abracem a importância das mulheres ao lado de seus filhos (ao menos nesses primeiros meses) e também no mercado de trabalho.

Em um mundo ideal, dedicar-se à criação dos filhos em tempo integral também deveria ser remunerado.

Agora voltemos a pensar na mulher que optou por abandonar suas funções profissionais. Caso haja necessidade, alguns anos depois, de recuperar o seu sustento próprio ou de trazer renda para a família, o *networking* – a rede de contatos – pode ter se perdido com colegas do mercado de trabalho. Além disso, mesmo as habilidades da prática profissional, que você normalmente exercita no dia a dia, podem se perder um pouco. São alguns dos empecilhos encontrados após ficar anos fora do mercado e tentar voltar.

Por isso, o ponto que defendo é: as mulheres têm direito à escolha e devem utilizá-la com consciência! Assim, podem fugir dos riscos citados, até mesmo em relação aos tipos de relacionamento em que se envolvem. Sinais de um parceiro com uma visão estruturalmente machista ou abusiva devem servir de alerta.

Não estou aqui para julgar nenhuma escolha, até porque eu mesma, na primeira gravidez e antes de ser mãe, vivi alguns períodos em que não pude colaborar financeiramente em casa, enquanto o André tinha suas funções profissionais em pleno funcionamento e saía para trabalhar. Sei que em milhares de lares brasileiros não há dinheiro para colocar em uma escolinha ou contratar uma babá, não há rede de apoio e faltam creches públicas, isso acontece! Portanto, em diversos casos, acaba sendo uma escolha forçada, que é um resquício do machismo estrutural.

No meu caso, sempre houve muito diálogo. O André sabia como eu me sentia ao viver sem uma segunda possibilidade, sem um trabalho, sem ter minha independência financeira também. Nesses períodos, conforme o tempo ia passando, o André tinha a sensibilidade de vir até mim, conversar sobre o assunto e sobre minhas expectativas: me acolhia, entendia minhas frustrações e se dispunha a ouvir. Foi em uma dessas conversas, inclusive, que chegamos na ideia do empreendedorismo!

Se não estava dando certo seguir como atriz, por que não investir nisso? Seria um escape, uma sequência profissional, apesar de não estar na mesma área de antes.

Por isso, reforço: busque uma forma de banir todo e qualquer sentimento de culpa e arrependimento na questão de trabalho em detrimento da maternidade. Explore o máximo de seu potencial, pois todas temos muitos dons, mesmo que, muitas vezes, desconhecidos ou desestimulados.

O que mais impacta a vida dos nossos filhos é o tempo de qualidade que temos com eles, não necessariamente a quantidade, e isso é muito possível mesmo desempenhando funções profissionais fora de casa. Além disso, não há maior impacto que o exemplo. Se virem a mãe trabalhando e se realizando profissionalmente, terão mais chances de se espelhar quando for a vez deles partirem em busca da realização profissional.

Trago esses temas que considero tão importantes – liberdade de escolha, independência feminina e formas de evitar o machismo estrutural – porque é o que eu gostaria que minhas filhas soubessem desde cedo e de forma clara, para que, no futuro, possam tomar suas decisões com consciência. E, se posso alcançar mais pessoas com essa reflexão, não perderei a oportunidade.

Por fim, mulher e mãe, una-se a pessoas que te valorizem, que queiram ver seu crescimento pessoal e profissional, e não tê-las sob sua guarda. Dar esse poder ao homem é tirar sua liberdade e felicidade. Seja o que você quiser ser!

Relacionamentos fracassados e mãos atadas

Quando falo sobre a importância da independência feminina, é justamente para não ficarmos ainda mais vulneráveis. Quantas de nós já vimos relacionamentos fracassados sendo mantidos por causa dos filhos? Muitas vezes, as mulheres não têm para onde ir e nem como se sustentar sozinhas.

É difícil, mas acredito que essa seja a realidade de muitas mulheres no Brasil. Segundo levantamento do IBGE, em 2019, apenas 54,5% das mulheres de 15 anos ou mais estavam empregadas ou procurando emprego. Quase 20% a menos do que os homens, cujo percentual era de 73,7% (SILVEIRA, 2021[4]).

E é dentro dessa realidade que nos deparamos com mulheres que se sentem totalmente frágeis e presas em relacionamentos tóxicos, abusivos – e muitas são vítimas de violência doméstica[5], tornando-se prisioneiras de seus próprios companheiros.

É um assunto delicado, mas precisamos encarar os fatos. Ainda que não seja a regra, acontece muito mais do que imaginamos. Por isso, "desromantizar" a maternidade, em alguns pontos, é preciso.

Ser mãe é divino, e eu me arrisco a dizer que é uma das coisas mais satisfatórias da vida de uma mulher. Contudo, afirmar que é fácil ou que só existe o lado positivo – em especial para a mulher – é mentira.

---

4 Fonte: SILVEIRA, D. Participação de mulheres no mercado de trabalho tem 5º ano de alta, mas remuneração segue menor que dos homens, diz IBGE. Rio de Janeiro, 2021. Disponível em: <https://g1.globo.com/economia/noticia/2021/03/04/participacao-de-mulheres-no--mercado-de-trabalho-tem-5o-ano-de-alta-mas-remuneracao-segue-menor-que-dos-homens--diz-ibge.ghtml>. Acesso em: 30 jun. 2022.

5 *Caso você esteja passando por isso, ligue 180 (Central de Atendimento à Mulher) e denuncie. Você também pode se informar sobre os direitos da mulher. Estamos juntas nessa!

Capítulo 8
Tempo: arranje um só para você

Se você é mãe, faça uma reflexão: quando foi a última vez que passou algumas horas sozinha, em silêncio, fazendo algo que realmente gosta?

Nossa vida está no piloto automático e, na loucura do dia a dia, estamos sempre correndo contra o relógio. Passamos meses e até anos sem perceber que não estamos cuidando de nós mesmas. Já ouvi amigas relatando a surpresa de quando pararam realmente para se olhar no espelho: "Nossa, como o tempo passou".

Sou uma pessoa que precisa das coisas, ao menos, organizadas. Então, se minha casa não estiver arrumada (não estou nem focando em limpeza, mas em roupas, brinquedos, sapatos fora do lugar, cama desarrumada, louça suja na pia), nem sequer consigo me concentrar para o trabalho ou qualquer outra atividade.

Depois de muito tempo envolvida com a maternidade e compromissos profissionais, lembro-me de que o André foi trabalhar em outra cidade e eu fiquei o final de semana sozinha com as meninas.

Coincidentemente naquele dia, elas dormiram a noite inteirinha, nem parecia que estavam em casa! Sabe o que eu fiz? Abri um espumante e tive um momento só para mim. Li um livro, abri um queijo que gosto, comi um chocolate... Que delícia, que silêncio! Ainda consegui organizar a casa e fui dormir na maior tranquilidade – foi inesquecível!

Aquela noite foi uma surpresa e me mostrou o quão importante é, para mim, a tranquilidade, o silêncio e um momento só nosso para o equilíbrio da saúde emocional, física e mental. Enfim, para estarmos inteiras!

Logo após esse episódio, surgiu a oportunidade de uma viagem – para André e eu. Refletimos juntos e decidimos que também precisávamos de um momento de casal. Fomos para Paris! Recebi inúmeras críticas, na maior parte vindas de mulheres.

Quando realizamos essa viagem em casal, Maelle tinha dois anos e ficou com meus pais. Não foi uma decisão simples, pensamos muito antes de ir, mas, para uma relação ser saudável, o casal precisa ter um momento só dele para se reconectar, porque naturalmente o foco passa a ser nos filhos – em especial se ainda são crianças pequenas, que dependem de seus cuidadores para tudo. Precisávamos do nosso momento e foi maravilhoso!

Embora nós estivéssemos felizes, muitas seguidoras criticaram a decisão, considerando aquilo absurdo. Assim, ouvi comentários como:

- Como você pode deixar sua filha?
- Como tem coragem de fazer isso?
- No seu lugar, eu não faria.
- Que mãe é essa? Viajar sem os filhos é falta de amor!

Assim, passava a impressão de que eu e André éramos egoístas por querermos um momento só nosso. E olha que só ficamos uma semana fora!

Ao mesmo tempo, também preciso dizer que muitas seguidoras deram palavras de apoio, mostraram apreço pela nossa decisão, elogiaram e compartilharam suas próprias experiências. Foi um misto de opiniões.

Uma mãe, inclusive, disse que também tinha feito uma viagem e que, além de ela se reconectar com o parceiro, isso permitiu que a criança criasse vínculos mais fortes com outras pessoas que não fossem os pais. Além disso, gerou um sentimento muito grande de gratidão por parte dos avós da criança, por conta da confiança depositada neles. Esse comentário tocou meu coração e me fez refletir muito na época.

Isso acontece porque, geralmente, a criança só encontra outras pessoas estando com os pais ao lado – sejam os avós, padrinhos, tios, entre outros do círculo de confiança (atenção para a palavra confiança, não estamos falando de qualquer pessoa). Nesses casos, dificilmente os pais não estão juntos e, quando essa nova dinâmica acontece, é natural que vínculos novos e mais fortes se criem. Isso é expandir as conexões afetivas de nossos filhos.

De qualquer forma, é uma chance de a criança, mesmo pequena, conseguir entender um pouco o contexto da liberdade. Vejo a ligação como um elástico: o amor e conexão entre pais e filhos não será cortado, e esse rápido distanciamento não afetará o elo. Esse elástico pode esticar um pouco – deixar que o filho tenha contato com outras pessoas de maneira mais individual e independente faz parte desse "afrouxamento" – mas depois o elástico volta e a família está junta de novo. Esse processo é possível e importante para o desenvolvimento de uma criança.

Retomando as críticas em relação à viagem, quando vejo uma mulher criticando outra, afirmando que a mãe tem que estar sempre junto dos filhos – independentemente do caso –, identifico uma validação do machismo. Esse julgamento dissemina a ideia de que a mãe tem que viver para o filho, sem liberdade. Ela precisa se omitir e deixar de lado até mesmo seu relacionamento e sua essência.

Creio que filhos machistas são criados por mães que reproduzem o pensamento machista. E ainda há o risco de o ciclo se repetir e, no futuro, esses filhos virarem os homens que esperam que suas parceiras também vivam exclusivamente para os filhos, sem a liberdade de que tanto falamos anteriormente.

No meu caso, antes mesmo de ser mãe, sempre tive a ideia de que, quando tivesse filhos, eu me esforçaria para continuar tendo a minha vida, meus compromissos, hábitos que me fazem bem, minhas amizades, a possibilidade de sair e trabalhar. Queria a chance de ter meus momentos de Naiumi, de fortalecer minha própria identidade, e tinha medo de ficar dependente emocionalmente dos meus filhos, passando a viver unicamente para aquele núcleo familiar.

Acredito que alimentar a autoestima e a identidade da mãe é algo que faz bem para a própria mulher e para os filhos. Sabemos que há um momento da vida em que os filhos seguem seus próprios destinos. Esse é um processo natural!

Maelle e Mavie podem resolver fazer um intercâmbio, passar em uma faculdade em outro estado, começar a namorar e ficar alguns dias da semana na casa do companheiro. É claro que o afastamento não é fácil, mas a mãe que fortaleceu sua identidade tende a lidar melhor com isso do que a mãe que passou 20 anos vivendo apenas para os filhos, necessitando emocionalmente dessa relação. Ela mesma pode sufocá-los nesse relacionamento exclusivo e dependente.

A mãe tem a família, é uma prioridade dela, mas não precisa ser uma exclusividade. Ela precisa viver para si, para seu casamento/relacionamento e sua relação com o mundo também.

Quer ver um outro exemplo? Quando a Maelle estava perto de fazer um ano, viajei a trabalho para a Califórnia, com um grupo de criadoras de conteúdo. Estava imersa nesse mundo, queria que as pessoas vissem que eu ainda existia, que podia ser mais coisas profissionalmente, mesmo que a ideia de falar sobre maternidade nas redes sociais estivesse fluindo bem. Quando surgiu esse convite, encarei como uma grande oportunidade para ver como me sentiria como Naiumi, fora desse ambiente de mãe, sem estar colada à Maelle. Na época, ela não ia para a escolinha e passávamos 24 horas por dia juntas.

Aceitei o convite e foi muito especial. Trabalhei intensamente, me diverti, conheci pessoas incríveis. É claro que não falar o tempo inteiro sobre a minha filha exigia muito de mim, e queria saber dela a todo momento. Ao acordar, a primeira coisa que eu fazia era ligar para vê-la, e o mesmo ocorria antes de dormir.

Dos sete dias de viagem, os dois últimos foram difíceis, pois eu só olhava o relógio e queria ir embora. Mas, no geral, foi uma experiência muito importante, a qual me mostrou que minha vida ainda estava ali e eu poderia encontrar um caminho independente, assim, não precisava estar sempre na sombra da função de mãe, mesmo no trabalho.

Isso me fez muito bem, até como mãe! Voltei realizada e sabia que a Maelle tinha sido muito bem assistida.

Contudo, mais uma vez, a reação externa foi diferente: as pessoas ficaram chocadas e, até hoje, não entendo o motivo: será que é por levar minha vida com leveza e liberdade?

Enquanto escrevo isso, estou sentada em um café, sozinha, em pleno domingo à tarde, enquanto minhas filhas estão com André em casa, felizes e se divertindo. Não me sinto mais culpada por ter meus compromissos e honrar todos eles, pois sei que também honro cada momento que dedico a elas e o quanto temos de tempo de qualidade juntas todos os dias.

Já tive momentos de insegurança e dúvidas se estava fazendo certo. Porém, bastou observar nossa vida: nossas relações fortes e cercadas de amor e o quanto eu e meu marido nos revezamos nos momentos de compromissos profissionais para que ambos tenham essa liberdade de estar fora, sabendo que as crianças estão bem cuidadas.

Pensando nisso, você precisa encontrar algo que a ajude a se conectar consigo mesma, não apenas no papel de mãe. Seja uma viagem, um jantar, um passeio, encontros com amigas ou até ficar sozinha em

casa, lendo um livro, enquanto o pai está com os filhos. Está tudo bem! É viável, e conversar com o parceiro sobre assumir seu papel de pai é fundamental. Assim como a mãe sabe cuidar dos filhos, as crianças também devem poder ficar sob os cuidados do pai.

Em nossa casa, assim como eu sei fazer as atividades, o André também sabe. Ele conhece as brincadeiras favoritas, as roupas que servem, como dar banho, arrumar a mochila da escola, o que cada uma come, colocar para dormir. Embora nas primeiras vezes tenha se sentido inseguro (e apavorado!), descobriu que dependia dele se apoderar dessa ligação com as próprias filhas, e hoje agradece por ter passado pela experiência para viver uma relação intensa de amor e cumplicidade com as duas.

Entendo o que diversas mulheres me relatam em nossas trocas nas redes sociais: em alguns momentos, até pessoas próximas, como amigas, a mãe e a sogra, se chocam e perguntam com quem ficou a criança, além de questionarem o motivo de uma mãe sair. Por outro lado, não perguntam isso para o pai quando ele sai para trabalhar, encontrar os amigos ou jogar bola.

Aqui, de novo, entra o debate sobre machismo estrutural e como evitá-lo, criando um relacionamento que não seja abusivo, como o que tenho com o André. Não deixe que seu parceiro siga levando a vida dele enquanto você mergulha na rotina fechada e exclusiva para cuidar do filho, sem liberdade, possibilidade de trabalho ou algum momento individual. Conecte-se com suas amigas, vá comer fora ou andar no parque quando quiser!

Resumindo em poucas palavras: viva a sua vida! Por mais difícil que seja, liberte-se e coloque a si mesma também como prioridade. Isso não vai fazê-la uma mãe pior, mas permitirá que você também cuide de si.

Minha filha mais velha tem um ensinamento precioso sobre isso. Ela pergunta com frequência qual nossa "lista de amor". É uma brincadeira que ela inventou de ter uma ordem em relação a quem amamos. Eu sempre coloco as duas filhas empatadas, mas ai de mim se esquecer e colocar elas antes do meu próprio nome. A Maelle não aceita e corrige: "Primeiro tem que ser você, mamãe. Temos que nos amar primeiro para que possamos amar os outros!". Errada não está, não é?

Na verdade, melhorar a própria qualidade de vida propicia condições de sermos ainda melhores como mães e mulheres. Quando estou estressada, é sinal de que falta tempo para mim.

Precisamos estar bem conosco para sermos melhores para nossa família. Mais do que isso, necessitamos nos amar primeiro antes de amar os que estão ao nosso redor.

Separe um tempo para o amor

Ok, temos que dedicar tempo para nós mesmas. E quanto ao casal?

Quando nossa primeira filha nasceu, André e eu tínhamos três anos de relacionamento e ainda vivíamos um estado permanente de paixão. A dedicação de um ao outro era intensa:

- Sempre o recebia na porta quando chegava em casa;
- Cuidar dele era uma prioridade para mim;
- Nós nos elogiávamos o tempo todo;
- Tínhamos uma vida sexual bastante ativa;
- Éramos "grudados" – o normal da paixão.

Então, a Maelle nasceu.

É fato que a criança muda a configuração do casal por um tempo, pois exige muita atenção e cuidado – isso é inegável –, desde amamentação, períodos de sono, interação de cuidado e desenvolvimento, higiene, alimentação, entre outras atividades. É delicioso quando nos apaixonamos por aquele pequeno ser que acaba de chegar.

No entanto, o tempo e a atenção, que antes eram exclusivos do parceiro e da parceira, passam a ser divididos (e de forma não igualitária, pois o bebê está na fila preferencial!). Ter ciência disso e iniciar um diálogo transparente a respeito dessa nova e longa fase que o casal viverá também é essencial – se possível ainda na gestação. E foi assim que nós nos preparamos.

Os primeiros anos de vida de um bebê representam o período em que acontece a maior parte dos divórcios:

> *"Um estudo com 2 mil mães e pais constatou que as mudanças, principalmente nos primeiros meses após a chegada do bebê, são profundas e, muitas vezes, definitivas. A pesquisa, realizada pelo ChannelMum.com — uma comunidade de pais do Reino Unidos —, e The Baby Show — um programa americano de TV —, revela que um terço dos relacionamentos sofre sérios problemas nos meses após o nascimento do bebê e o pior, um quinto termina durante o primeiro ano"* (CRESCER ONLINE, 2019[6]).

---

6   Fonte: CRESCER ONLINE. Um quinto dos casais se separa até o primeiro ano do bebê. [s.l.], 2019. Disponível em: <https://revistacrescer.globo.com/Familia/Sexo-e-Relacionamento/noticia/2019/10/um-quinto-dos-casais-se-separa-ate-o-primeiro-ano-do-bebe.html>. Acesso em: 30 jun. 2022.

É preciso ter cuidado para não gerar um afastamento do casal, embora alguma tensão seja quase inevitável, já que o foco da atenção passa a ser o bebê. Além disso, o cansaço gerado nos pais, principalmente na mãe, é enorme. Cobranças de ambos os lados também tendem a aumentar e, se não houver comunicação, o relacionamento sofrerá.

Por isso, o casal precisa saber como lidar com esse cenário para manter sua liberdade e seu relacionamento forte, alinhando novamente as expectativas de acordo com as possibilidades e a nova realidade. Quando ambos compreendem como a nova distribuição de funções será, o que é viável esperar do outro, quais as mudanças que estão afetando um ou outro (e de que forma os afeta), tudo já passa a fluir melhor.

Isso sem falar que o próprio corpo da mulher se altera – e não podemos esquecer que a autoestima e a atração física são importantes em um relacionamento, não é vergonha falar isso. Mais uma vez, a empatia dentro da relação e a conversa farão com que essas transformações sejam mais leves e bem aceitas. Esse corpo que mudou gerou uma vida – é injusto que haja cobranças descabidas.

Com a nova realidade, a relação sexual será diferente, e a frequência não será a mesma de antes dos filhos. Geralmente, o número de vezes em que há a relação diminui, mas a qualidade pode aumentar, desde que os dois passem a pensar em como aproveitar melhor aquele momento e se dediquem realmente ao outro e às sensações, já que o tempo para isso se tornou menor.

Mais uma vez, reforço a importância do diálogo, antes mesmo de o bebê nascer. Os dois parceiros precisam estar alinhados na forma de lidar com isso.

Não podemos esquecer de que o principal motivo de separações no primeiro ano de vida de um filho é a completa falta de comunicação.

Ainda assim, muitas vezes, a expectativa do homem é irreal, pois ele não percebe o cansaço da mãe e não entende os motivos de ela não querer ter uma relação íntima naquele momento. Se o pai não participa ativamente das tarefas, fica muito difícil essa aproximação, e isso precisa ser dito. Costumo brincar que não há preliminar melhor do que ver meu marido organizando a casa, cuidando das crianças, deixando minha carga mais leve!

É importante que o homem entenda esse lado, se aproxime da mulher e mostre apoio. Não digo que precise haver equilíbrio nas ações entre maternidade e relacionamento, porque o bebê precisa ser o foco, mas dá para encontrar espaços para o pai entrar e continuar presente na vida da mãe. Isso parte do diálogo dos dois lados.

- O que cada um, pai e mãe, pode tolerar?
- Como podem se auxiliar?
- De que forma o relacionamento pode se alimentar para que ambos mostrem a importância de um para o outro, mesmo com o bebê?

Tudo é diálogo e preparação emocional. É necessário sentar e conversar sobre como serão as coisas – se o casal se alinhar corretamente, os primeiros anos do bebê trarão uma mudança que será bem absorvida pelos pais, mantendo o relacionamento forte. A partir daí, novas descobertas em casal acontecerão. Se olharem na mesma direção, é provável que fiquem ainda mais unidos e fortalecidos como família.

Capítulo 9
Planejamento: Trabalho X Maternidade

Falar sobre dinheiro é sempre delicado, e o Brasil tem uma cultura bastante fechada em relação a isso. Ao longo do livro, já tratamos dos cuidados com os filhos, com o parceiro e conosco, mas não podemos esquecer de um assunto muito importante no âmbito familiar: a vida financeira.

Ao longo da minha trajetória profissional, tive momentos desafiadores em relação ao dinheiro. Mas, mesmo em um dos momentos mais delicados, na época em que a loja fechou e eu tinha acabado de ter nossa bebê, tinha consciência e disciplina – nunca me descapitalizei por completo. Se não fosse assim, meu marido e eu teríamos passado por um período muito pior.

Ter atravessado aquele momento complicado foi um aprendizado, reforçando aquilo que sempre fiz desde jovem: ser equilibrada, racional e organizada quanto à minha vida financeira. É muito importante termos ao menos uma reserva, algum valor investido, e só usá-lo em caso de extrema necessidade – a tão falada reserva de emergência.

Sempre aprendi isso com minha família. Meus pais tinham uma situação humilde, meus avós mais ainda. Apesar disso, sempre vi meus pais tendo atitudes sábias em relação ao dinheiro, e entendi que educação financeira não é apenas para quem vive uma situação confortável, é para todos.

Ao longo de minha vida, entendi que eu precisaria ter essa noção, pois situações inesperadas podem acontecer, como a perda de um trabalho, um problema de saúde ou coisas que fazem com que seja necessário usar essa reserva para atravessar uma fase com mais tranquilidade.

Por isso, o primeiro passo para quem quer se sentir mais seguro (e todos deveriam), antes de pensar em investimentos para aumentar a renda, é entrar em algo mais seguro, de baixo risco. Assim, é possível ter essa reserva de emergência para garantir que haja recursos para pagar os custos básicos de seis meses da sua vida em caso de necessidade. Os valores envolvidos para esse período dependem do padrão de vida da pessoa, mas a ideia é essa.

Hoje, vejo muito as "vidas de luxo" nas redes sociais. Mostrar uma vida cara, carros e casas deslumbrantes e bolsas de muitos milhares de reais virou moda. Meus pais sempre me ensinaram a não ostentar, e falo sobre esse tema com meu público. Você quer uma bolsa de R$ 30.000? Se isso não vai gerar nenhum impacto nas finanças da sua vida, legal! Mas se você vai comprar algo acima do seu padrão só para impressionar os outros, o problema é grande. Você vai gastar o que não tem para provar que vive uma vida que não é sua, para impressionar quem não merece. E quem sai endividado é você.

Claro, você pode e merece se vestir de maneira adequada ao seu estilo ou trabalho e ter uma moradia de acordo com o seu desejo. Só que, para isso, é preciso não dar passos maiores do que a perna por pura ostentação. Com organização financeira, você se permite gastar o que cabe dentro do seu orçamento, sem se comprometer com dívidas que podem ser complicadas de pagar em uma situação inesperada, como a perda de um emprego, por exemplo. Dessa forma, a vida será muito mais tranquila.

No Brasil, temos muito a cultura de "viver o hoje". Esse modelo tem sua validade e vantagens, mas é preciso pensar que, no futuro, se sustentar com o valor de uma aposentadoria não cobrirá um padrão de vida muito alto. Aliado a isso, conforme a idade avança, naturalmente temos mais gastos, principalmente relacionados à saúde. Porém, é importante lembrar que a fonte de renda não será igual a da juventude. Por isso, é fundamental saber usar sua renda de hoje para poder ter melhores condições quando esse momento chegar.

Para ilustrar um pouco o tipo de exemplo que tive em casa ao longo da minha vida, vamos falar de carros. Meu pai viveu 20 anos andando com um Fusca. Ele é apaixonado por carros e comprou esse modelo na época em que era desejado por todos. Depois, foi vendo os amigos trocarem de carro, enquanto ele mantinha o mesmo – não porque não poderia comprar outro, mas porque não precisava mudar.

Depois de alguns anos, quando a troca tornou-se inevitável, ele usou o dinheiro estabelecido para isso, pagando à vista, sem dívidas. Dessa forma, ele entendeu que não precisava trocar de carro a cada lançamento.

Esse meu lado exigente comigo mesma nas finanças não aconteceu de um dia para o outro. Eu sempre fui muito organizada e comecei a guardar dinheiro desde os 16 anos, quando fiz meu primeiro estágio. No dia em que fui pegar o primeiro salário, ouvi do meu pai uma das dicas mais valiosas que já recebi e uso até hoje: "Não espere o fim do mês para guardar o que sobrar. Já separe uma parte e guarde, faça o resto durar". Desde então, sempre separo uma parte dos meus ganhos para minhas reservas e investimentos.

Na época de modelo, quando via que as coisas iriam apertar, em vez de tirar da minha reserva, preferia ligar para as agências e pedir qualquer trabalho, mesmo que para receber valores mínimos. Dizia que estava disposta e que podiam contar comigo. Eu corria atrás de tudo! Foram poucas as ocasiões em que realmente precisei recorrer às reservas de emergência e, nesses momentos, que alívio tê-las disponíveis.

Um fato bem marcante para mim e meu marido aconteceu na época em que me tornei mãe. Eu estava tão angustiada de não poder trabalhar, de não poder ajudar e nem trazer dinheiro para casa que, quando surgia um teste de modelo ou atriz e alguém me ligava, ia para os *castings* com a minha filha recém-nascida no colo, e chegava a esperar quatro horas para ganhar R$ 80 de cachê-teste (esse era, em média, o valor pago a artistas com registro profissional na época).

Nunca tive vergonha de qualquer tipo de trabalho. Uma frase do meu avô Lauro sempre esteve em minha mente: "Vergonha é roubar e não poder carregar, todo trabalho é digno". Assim, não se tratava somente da questão financeira, mas de me sentir útil de alguma forma!

Deseja engravidar? Foco no planejamento financeiro

Falando diretamente a você, leitora, e mesclando com o tema da maternidade, a dica que deixo é: antes de engravidar, se possível, planeje suas finanças. Ficará muito mais fácil para você e sua família. Afinal, temos que ser realistas: a chegada de uma criança gera custos – e não são poucos.

A gravidez exige consultas, exames, vitaminas, roupas, enxoval para o bebê, mobília, entre outras mil coisas. Sem contar o próprio parto, que também exige custos, dependendo da sua escolha. Após o parto, serão necessárias mais consultas e vacinas e, depois de um tempo, vem a escola, os uniformes, momentos de lazer, material escolar e muitos outros itens. Tudo isso impactará seu orçamento.

Aliás, a dica vale não só para uma futura gravidez, mas para tudo: compra de um imóvel, uma viagem, um automóvel. Se estiver na sua lista de realizações e exigir investimento financeiro, prepare-se para isso!

Eu atualizo constantemente uma lista de metas e planejamento financeiro. É simples, você pode fazer uma planilha (até mesmo em um bloco de notas) e anotar quais são seus objetivos ou necessidades a curto, médio e longo prazo, desde o pagamento de um ano de escola de seu filho até a compra de um imóvel, sua aposentadoria e por aí vai.

Nessa lista, costumo incluir viagens que sonhamos em realizar, gastos maiores no começo do ano com matrículas e materiais escolares, eletrodomésticos e tudo mais que possa pesar um pouco mais no orçamento, caso não seja planejado.

Ao lado do objetivo, coloco o valor em que preciso chegar para realizá-lo e o prazo/data em que precisarei ter o montante final. Assim, a cada entrada financeira, destino uma parte do valor para determinado objetivo – priorizando os que possuem prazos mais curtos e também os de valores mais altos.

Se, por exemplo, tivesse R$ 50.000 distribuídos entre várias metas e, neste mês, fosse fazer uma viagem planejada (para a qual reservei R$ 8.000), não poderia me empolgar com os R$ 50.000 e tirar R$ 10.000. Se fizesse isso, outra meta ficaria desequilibrada e, quando precisasse realizá-la, não teria o dinheiro que guardei para isso.

Se você se guiar pela lista de metas, você sempre saberá se já pode ou não realizar algum objetivo e, caso resolva parcelar, terá uma boa entrada – quem sabe poderá até barganhar um desconto!

Para quem não estiver exercendo atividade remunerada, é importante pensar em formas de obter renda. Essa fonte de renda não precisa ser permanente, mas temporária. Como falamos anteriormente, um bom exemplo é saber fazer doces, como brigadeiros e bolos, e transformar isso em uma oportunidade de vendas.

Enfim, busque seus talentos e entenda qual pode se tornar uma fonte de renda. Comece avaliando de que maneira você pode ganhar algum rendimento próprio. Use seus *hobbies*, suas habilidades e a sua criatividade – isso é ouro!

Além disso, engravidar implica em mudanças no estilo de vida da futura mamãe, que por um período viverá principalmente por conta do bebê, por isso, a organização do tempo deve ser pensada a curto e médio prazo.

Nós, por exemplo, tivemos uma de nossas gestações planejada, a da Mavie. Mas a primeira foi uma surpresa. Tendo ambas as experiências, posso assegurar que o planejamento faz muita diferença na organização financeira e no tempo disponível.

Quando você tiver em mente ficar grávida:
- Comece a guardar um pouco de dinheiro todo mês;
- Pesquise e entenda os custos de algumas coisas;
- Organize melhor os gastos em casa e tente reduzir os que forem possíveis;
- Planeje os meses futuros contando com elementos como consultas, exames, parto e, futuramente, roupas, escola etc.

Como em qualquer aspecto da vida, conseguir se organizar com antecedência e saber o que quer para o futuro faz toda a diferença.

Corte regalias, você consegue!

Planejamento e disciplina são tudo o que você precisa! Mesmo que isso exija algumas mudanças de rotina, é preciso seguir esse plano. Filhos trazem custos, mas tudo é contornável e organizável se os pais resolverem abraçar esse projeto incrível que é a maternidade e a paternidade.

Observo pessoas que parecem estar muito bem financeiramente e, ao conversar com elas, contam que financiaram tudo em suas vidas! São pessoas que têm carro para pagar em seis anos, casa em trinta e ainda podem correr o risco de ficarem desempregadas. Sei que é a realidade de grande parte dos brasileiros, mas eu não consigo me imaginar nessa situação e, caso essa seja a sua realidade, meu conselho é: repense.

Quer um exemplo? Nosso lar está quitado e, para mim, isso é um luxo! "Ah, mas para você é fácil, Naiumi!". Pois saiba que até o momento de comprarmos nosso apartamento, o que só ocorreu em 2019, alugar sempre foi uma ótima solução (pesquise o que especialistas falam sobre morar em imóveis alugados, você pode se surpreender ao ver que é uma das melhores opções para muitos). Aliado a isso, não faço questão de andar com roupas caras e/ou sempre novas. O que vale, para mim, é ter tranquilidade e segurança, isso não têm preço!

A maioria das pessoas não se planeja e, mais importante, não quer se sacrificar pelos seus objetivos. Para viver uma vida de paz financeira, um dos conselhos mais conhecidos é: "Viva um degrau abaixo do que poderia viver". Por isso, CORTE REGALIAS!

Você pode achar que não, mas na minha casa abrimos mão de muitas coisas para poupar e pensar no futuro.

Em vez de morar em um apartamento de milhões, você pode optar por viver em um bairro mais afastado, em um local que valha metade do valor, por exemplo. O mesmo acontece com carro: por que gastar R$ 100.000 em um modelo, se um de R$ 50.000 ou menos te levará nos mesmos lugares? Você também pode deixar de apostar em um carro 0 km para comprar um seminovo. Talvez isso faça com que o carro caiba melhor no seu orçamento. Pense nisso!

Há pessoas que só vivem de aparências: ostentam marcas, carros de luxo, jóias e, quando você vai a fundo, vivem com grandes dívidas. Pior do que isso, elas não pensam que um dia irão envelhecer e, se não tiverem um "pé de meia", as coisas ficarão bem complicadas.

Se você tem filhos, também precisa pensar no futuro a longo prazo. Como será quando eles forem para a faculdade? E se quiserem fazer um intercâmbio? Aprender outro idioma? Você já pensou nisso? Imagine passar a vida gastando e, no momento que eles precisarem, você não puder ajudar? Creio que seria frustrante pensar que se tivéssemos feito melhor uso dos recursos financeiros, tudo poderia ser diferente!

Mais importante do que isso, como será a sua vida na velhice? Você dependerá de seus filhos para viver? Seria sábio da sua parte preparar a vida para não depender disso. Filhos podem ajudar os pais, mas não é essa a obrigação deles, e não devemos levar nossas vidas contando com uma expectativa que pode não se cumprir.

Fuja das tentações e dos templos de consumo

É um trabalho constante de policiamento próprio: **desvie-se das tentações que você sabe que não vai resistir.** Às vezes, já ajuda muito parar de ir ao shopping, por exemplo, pois a cada ida você gasta com o que não pode e com o que nem precisa. O local já é feito para despertar o consumo. Ficamos facilmente encantados com vitrines lindas e promoções, já aproveitamos para comer alguma coisa, tomar um cafezinho especial... E que tal um sorvete? Para finalizar, um presentinho, porque eu mereço. É ou não é?

Dificilmente eu e a minha família vamos ao shopping – é algo raro. Precisamos de alguma coisa? Pois bem, saímos de casa apenas para comprar esse item. Essa é uma prática difícil no começo, mas se torna natural com o tempo.

Inclusive, esse comportamento fica mais natural caso faça parte da sua realidade por muitos anos, como no meu caso. Meu pai, mesmo sendo metalúrgico, colocou os três filhos para estudar em escola particular e fazer curso de inglês. Ele só não pagou a faculdade porque entramos em universidades federais ou pagamos nossos próprios estudos.

Os gastos da nossa família sempre visaram ao aprendizado e aperfeiçoamento — essas eram as prioridades, não os bens de consumo. Sem dúvida, levo isso como inspiração para ensinar às minhas filhas o que realmente devem valorizar.

E foi graças aos ensinamentos de administração financeira do meu pai, desde que eu era pequena, que fui aprendendo sobre como o **planejamento é vital** para atingir os objetivos na vida.

Meus pais, hoje, têm uma vida financeira tranquila. Não é luxuosa, nunca foi, mas graças a todos os esforços e disciplina eles conseguiram conhecer vários países. Possuem casa própria, carro, têm uma vida confortável – não são ricos, mas se prepararam para esse momento e agora colhem os frutos.

Viva simples e com menos do que você pode

Como já mencionei e faço questão de repetir sempre, tanto nas minhas redes sociais quanto para pessoas próximas, devemos viver um degrau abaixo do que o nosso dinheiro pode nos proporcionar. O ideal seria pouparmos, ao menos, 20% do nosso salário e investirmos esse valor:

- Primeiramente para casos de emergência;
- Pensando nos objetivos que temos a realizar;
- Pensando a longo prazo, em uma velhice segura.

Se todos pensassem assim, muitos idosos teriam uma vida mais confortável. Para isso, devemos poupar, principalmente, no auge de nossas carreiras.

Não podemos cair na tentação de estar ganhando bem e achar que isso será permanente. Aplico essa lição em minha vida – não é mágica, é administração. Por isso, tenha em mente alguns pontos importantes:

- Planeje os seus objetivos de acordo com suas finanças;
- Corte regalias;
- Desvie-se das tentações de consumo desnecessário;
- Viva um degrau abaixo do que ganha;
- Procure aprender sobre educação financeira e ensine seus filhos desde cedo;
- Seja disciplinado e cumpra o seu compromisso de poupar dinheiro todos os meses no decorrer de sua vida;
- Erros fazem parte do percurso. Levante-se e reinvente-se para seguir em frente;
- Prepare sua aposentadoria.

O trabalho em *home office*

Como mencionei, o momento ideal de guardar o máximo de recursos financeiros acontece durante o auge de nossas carreiras. Mas e se esse auge for marcado por uma pandemia?

Uma das consequências da COVID-19 foi apresentar uma nova dinâmica de trabalho – o *home office*. Até o início da pandemia, a modalidade de atuar remotamente – em casa, por exemplo – não era tão difundida. Desde março de 2020, início da pandemia, essa nova realidade se apresentou para muitas pessoas e, em muitos casos, passará a ser o modelo adotado daqui para frente.

Essa "nova" realidade não era tão nova para mim. Desde que passei a atuar como influenciadora e mãe em tempo integral, meu escritório variava entre a sala, o quarto, a cozinha e o resto da casa. Mesmo assim, a vida de influenciadora requer muito trabalho e dedicação.

Como empreendedora do mundo digital, estudar a área digital passou a ser rotina, afinal, o algoritmo das redes sociais[7] muda todos os dias. Essa é uma profissão recente não só para mim, mas para todos!

Por ser uma área nova e em constante expansão, os termos mudam com frequência. Muitas vezes, não sei se sou "influencer", "criadora de conteúdo" ou "blogueira". Na verdade, talvez seja tudo isso!

Particularmente, prefiro me apresentar como "criadora de conteúdo". Porém, trabalhar com essas ferramentas não é tão simples quanto parece.

Novamente, assim como no cuidado financeiro, planejamento e organização são fundamentais. Em meu cotidiano, dentre as inúmeras tarefas indispensáveis e inerentes à profissão, algumas se destacam, como:

1. Organizar **como** fazer o conteúdo orgânico (o que tenho vontade de falar, criar, mostrar e selecionar);

2. **Estudar a fundo** o assunto e meu segmento;

3. **Acompanhar** o que as outras pessoas (que têm autoridade no assunto) estão produzindo, para também entender o movimento geral do nicho;

4. Estar **ultraconectada** com o marketing digital;

5. **Administrar** bem o tempo para a criação e a edição dos conteúdos;

6. Estar presente cotidianamente nas redes, criando **vínculos** com meu público;

7. Cumprir rigorosamente **prazos** para entregas de trabalhos;

8. Responder **propostas** de clientes;

9. Emitir **notas** fiscais;

10. **Interagir** com o público nos comentários e *directs* em todas as redes sociais;

---

7   Algoritmo das redes sociais: espécie de robô que analisa as publicações das pessoas em redes sociais e identifica quais conteúdos são mais relevantes para cada uma. Com essas informações, a experiência do usuário nas redes é favorecida e adequada às suas preferências.

11. Planejar **cronograma** de postagens;
12. Produzir **roteiros;**
13. Estudar **briefings;**
14. **Produzir e gravar** conteúdos orgânicos e publicitários;
15. Fazer *lives*, criar **enquetes** e fazer **caixas de perguntas;**
16. Fazer **presença** e **cobertura** em eventos *in loco;*
17. Estudar possibilidades de expansão de **negócios;**
18. Acompanhar o surgimento de **novas redes sociais.**

Defina períodos e administre seu tempo

Tudo isso demanda um dos bens mais preciosos que temos: o tempo. Ninguém melhor do que você para entender o próprio tempo. Administrá-lo é essencial para o sucesso de qualquer empreendimento.

Aqui em casa, por exemplo, metade da manhã não é com o foco no trabalho. Defini isso pela percepção que tenho da minha família e de nossas necessidades.

Então, nesse período, acordo minhas filhas, preparo o café, arrumo-as para a escola, me despeço delas e deixo a casa em ordem. Esse também é o momento para nossa conexão e vínculo diário, algo indispensável para mim como mãe. Vez ou outra, preciso produzir conteúdo nesse período, mas busco ter nossas manhãs sem grandes interrupções na dinâmica da rotina familiar.

Da metade da manhã em diante, quando a casa já está em ordem e as meninas na escola, consigo começar a planejar e executar o lado profissional. Uso também o período noturno, depois que as meninas dormem, para fazer boa parte do trabalho. Uma curiosidade da profissão é que finais de semana e feriados, quando a maior parte das pessoas estão de folga, são momentos em que frequentemente estou trabalhando e criando conteúdo.

Um dos maiores desafios para quem está em casa é otimizar o tempo. Eu e o André temos o costume de fazer uma lista das nossas tarefas do dia seguinte antes de dormirmos. Precisamos estabelecer nossas prioridades, sem contar que é cientificamente comprovado que essa organização noturna faz com que nosso cérebro processe que está tudo certo para o dia seguinte e que aquele é o momento do descanso. Quantas pessoas têm insônia por estarem preocupadas com o trabalho?

Outra dica que também funciona muito bem é ter um diário. Você pode colocar todas as suas obrigações e até "desabafar" de alguma forma. Assim, é possível manter serenidade e foco em busca de novos objetivos e trabalhos. Boas ideias também são anotadas para serem postas em prática imediatamente ou para servirem de consulta em momento oportuno.

Essa organização funciona melhor quando está ligada a um **cronograma**. O ideal é que cada atividade tenha um horário programado, pensado e analisado devido às exigências de cada uma. Nem sempre conseguimos manter esse cronograma atualizado e segui-lo à risca – e está tudo bem!

O importante é buscar sempre melhorar dentro das suas responsabilidades. Somos todos falhos e, se em algum momento você não conseguir cumpri-lo, não significa que deva desistir ou abandonar a ferramenta – ela funciona!

Capítulo 10
Mãe e empreendedora: a ressignificação da minha vida

Meu sorriso e meu coração explodem quando falo sobre esse assunto. Eu mudei completamente com a chegada da maternidade – e para melhor! Minhas filhas são a minha vida. Hoje, sou muito mais confiante por tê-las.

Ser mãe abriu novas portas para mim, desde me tornar uma pessoa mais confiante até conquistar novas possibilidades profissionais. Eu me descobri mais forte e potente.

É nítido que passei a trabalhar muito mais. Entretanto, a maternidade ressignificou a minha vida porque me impulsionou a encontrar novas rotas usando minhas próprias habilidades e me ajudando a não depender dos outros.

Muita gente acha que ser mãe é um fim. Você alcança a maternidade e, a partir disso, a carreira fica de lado e planos e sonhos são deixados para lá porque é preciso se fixar em cuidar dos filhos – tudo se resume a isso. Não, mil vezes não!

Ser mãe traz responsabilidades, óbvio, mas também abre portas para novos caminhos. Ensina que é possível estar conectada à família, mas sempre buscando inovações para melhorar como pessoa ou para se conectar ainda mais.

Quanto mais me dedico às minhas filhas, mais inspirada fico e, mais do que isso, as chances de encontrar novas possibilidades crescem. Isso me motiva! Quero me desafiar e poder compartilhar tudo isso com vocês, que me acompanham nas redes e que estão lendo este livro para saber mais sobre o que eu vivo! E que isso possa inspirar vocês a se desafiarem também.

Quero experimentar a liberdade que possuo – isso é ressignificar! Nessa trajetória, fecharam-se algumas portas, evidentemente, mas novas abriram-se. Há 10 anos, eu nunca imaginaria estar escrevendo um livro e trabalhando em casa, conseguindo vivenciar o dia a dia das minhas filhas. Ao mesmo tempo, me vejo despertando essas mesmas possibilidades em outras mães.

Minha ressignificação pessoal e profissional diante da maternidade, em resumo, foi isso: mudança de rotina e liberdade. Eu tive uma redescoberta pessoal como ser humano!

Ambiente virtual, maternidade real

Tenho o privilégio de poder compartilhar, nas redes sociais e no canal do YouTube (hoje chamado Naiumi Goldoni), a maternidade de forma transparente e com leveza. Assim, sinto que me comunico de verdade com o público.

Vivo sem máscaras ou mentiras e muitas mães se identificam comigo. Isso não tem preço! Além disso, estou me realizando profissionalmente. Minha vida não é um conto de fadas, a de ninguém é. Por isso, é importante que eu aborde temas delicados e valorize os feedbacks de quem me acompanha. Afinal, vivemos os mesmos medos e angústias.

Descubra e valorize seus dons e habilidades

Se hoje meu talento como comunicadora se encaixa perfeitamente no meu trabalho de criadora de conteúdo, é porque também fui me treinando e desenvolvendo (até mesmo para lidar com a timidez que comentei lá no comecinho, lembra?), descobrindo como poderia utilizar as habilidades a meu favor.

Se eu tivesse me forçado a usar minha habilidade de comunicação para o lado de vendas, como foi na experiência da loja de suplementos, com certeza não haveria tanta identificação. Quando descobri que poderia empreender dentro da minha habilidade, foi um passo enorme para a realização pessoal e profissional.

Empreender com comunicação, que é uma competência natural, e ainda falando de maternidade, que era algo com o qual me envolvi nas redes sociais, foi o momento em que me realizei. Desde então, me preparei cada vez mais, estudei sobre o assunto e a todo momento pesquiso mais, ouvindo e conversando a respeito do tema.

Penso que isso, para nós mulheres, é uma grande sacada! Nos meus erros, pude aprender onde e como me colocar. Se alguém me perguntar, hoje, se penso em abrir uma loja, eu responderia sem medo de errar: "NÃO!". Agora, se me perguntarem sobre a possibilidade de abrir uma linha para mães, eu diria: "Pode ser, acho que sim".

E isso não quer dizer que falar sobre maternidade será o que farei para sempre. Posso mudar! Posso e devo ouvir meu coração, entender o que faz sentido para mim. A vida é assim, uma constante mudança de rotas.

Busque dentro de seus talentos e interesses o que te motiva e faz querer ir a fundo. Talvez esteja nesse detalhe o segredo do seu sucesso. A minha dica é: encontre o que faz o seu coração bater mais forte e nunca desista dos seus dons. Vamos falhar, faz parte. Mas se é o que você realmente almeja, insista!

O ato de empreender começa dentro da pessoa, a partir do momento em que ela vai se redescobrindo aos poucos, todos os dias. As mudanças de rota fazem parte. Por isso, abrace-as se for para encontrar o caminho certo.

Neste livro, você pôde ver como eu, Naiumi, mudei. Fiz faculdade de Jornalismo, fui modelo, sou atriz. E todas as mudanças pelas quais passei me levaram ao lugar onde estou hoje: a mãe empreendedora, produtora de conteúdo, que se realizou a partir do momento em que passou a conversar diariamente com você, leitora que veio até a última palavra deste livro comigo.

Agradecimentos

Chegar aqui é uma honra: um passo que, anos atrás, eu nem ousava sonhar em dar. Sei que esse trajeto só foi percorrido porque algumas pessoas me levaram no colo, outras me deram a mão e muitas outras andaram lado a lado comigo nessa vida.

Agradeço primeiramente a Deus, por me abençoar com cada vitória e derrota que já experimentei – foram elas que me trouxeram aqui e me transformaram em quem sou. Obrigada por ter me enviado a uma família em que nunca faltou amor. Obrigada por me escolher para a missão que cumpro aqui neste plano e me permitir transformar a vida de tantas pessoas com ensinamentos que me foram transmitidos.

Minha mãe amada, Marilei, minha maior fã de todos os tempos. Meu pai querido, Tadeu, tão humanamente sábio com seus erros e acertos. Como aprendo com vocês! Jamais me senti desamparada nessa vida, e é o amor de vocês que me fez seguir em frente em tantos momentos desafiadores. Nunca serei capaz de agradecer por tanto! Quantas vezes já chorei no colo de vocês! Quantas vezes já fui amparada e logo incentivada a seguir em frente. A preocupação de vocês como pais é algo que hoje entendo muito bem e agradeço por saber o amor que envolve. Aliás, só sei o que é o maior sentimento do mundo porque aprendi com vocês, que são meu primeiro amor!

Aos meus irmãos, Barbara e Diógines, como os amo e admiro! Vocês me inspiram a me aperfeiçoar e não desistir dos meus sonhos, por mais trabalhosos e distantes que às vezes possam parecer. Nós somos persistentes, não é? Somos dedicados ao que amamos. Como aprendo com vocês dois! Obrigada por me amarem desde que nos conhecemos por gente, nas minhas imperfeições e falhas. Amo vocês!

Ao meu parceiro, com certeza dessa e de outras vidas, André. Que encontro o nosso, minha vida! Nossa jornada de amadurecimento um ao lado do outro é linda de se ver, e te agradeço por seguir de mãos dadas comigo nos momentos de glória e aperto. Obrigada por me "empurrar" em momentos de dúvida. Por sempre tirar o melhor de mim. Por me ver com os olhos do coração e falar de mim melhor do que eu mesma falaria. Sabemos bem que só chegamos até aqui porque estamos verdadeiramente juntos. O amor só cresce!

Agradeço aos maiores presentes que já ganhei nessa vida: Maelle e Mavie. Este livro é por vocês, para vocês e graças a vocês. Mamãe se emociona só de pensar no tanto de amor, esperança e força que vocês trouxeram para nossas vidas. Que eu possa evoluir cada dia mais como ser humano para ser um exemplo digno de vocês! Obrigada por, mesmo sem saberem, serem minhas maiores incentivadoras. Meu amor por vocês é infinito, incondicional e mais forte que tudo.

Agradeço a profissionais que cruzaram meu caminho, se tornaram grandes amigos e que, dentro desta caminhada, foram fundamentais: Camilla Horizonte, Felipe Parizatto, Weslley Zapff. Vocês vivenciaram muitas etapas dessa trajetória e sou imensamente grata!

Não ouso mencionar amigos com receio de esquecer algum nome, mas agradeço a todos vocês que já me viram desabafar, que comemoram conquistas minhas como se fossem suas, que já me viram no topo e também no quartinho de empregada alugado na casa de desconhecidos. Às gurias do RS, aos amigos do RJ, aos amigos atores, aos amigos modelos que até hoje fazem parte da minha vida, aos criadores de conteúdo com quem tenho tanta troca sincera e importante: obrigada!

À minha editora Caroline Dias, que teve paciência mesmo quando o prazo estava curto e meu tempo escasso, ou quando pensei em desistir de seguir em frente com o livro. Carol, você sempre acreditou na mensagem que tenho a passar para outras mulheres e, com muita generosidade, me ajudou a conduzir a escrita deste livro. Obrigada.

E, é claro, aos meus seguidores, ao meu público, aos meus fãs e inscritos. Eu realmente não estaria aqui hoje se não fosse por vocês. Quando digo que sou grata a toda interação que temos, não subestimem. É gratidão imensa e verdadeira! Meu trabalho só faz sentido se chegar até vocês e, de alguma forma, ajudar a transformar vidas para melhor. Meu desejo é que juntos, com pequenos ajustes no percurso, possamos ajudar a mudar a rota de quem precisa. Temos esse poder e, unidos, somos ainda maiores! Obrigada por fazerem parte da minha vida.

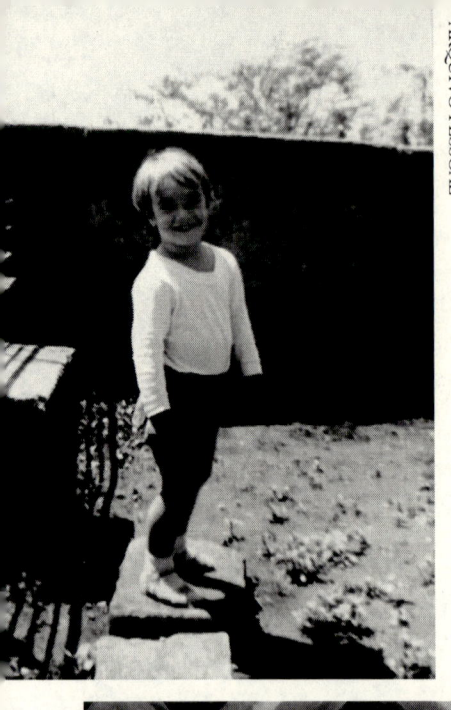

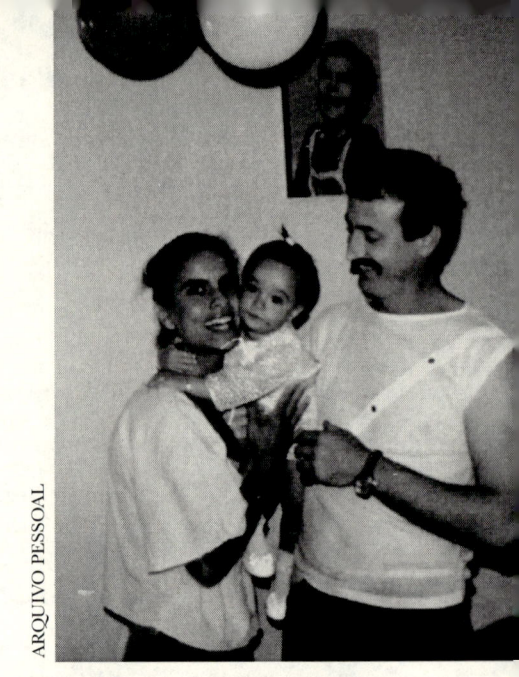

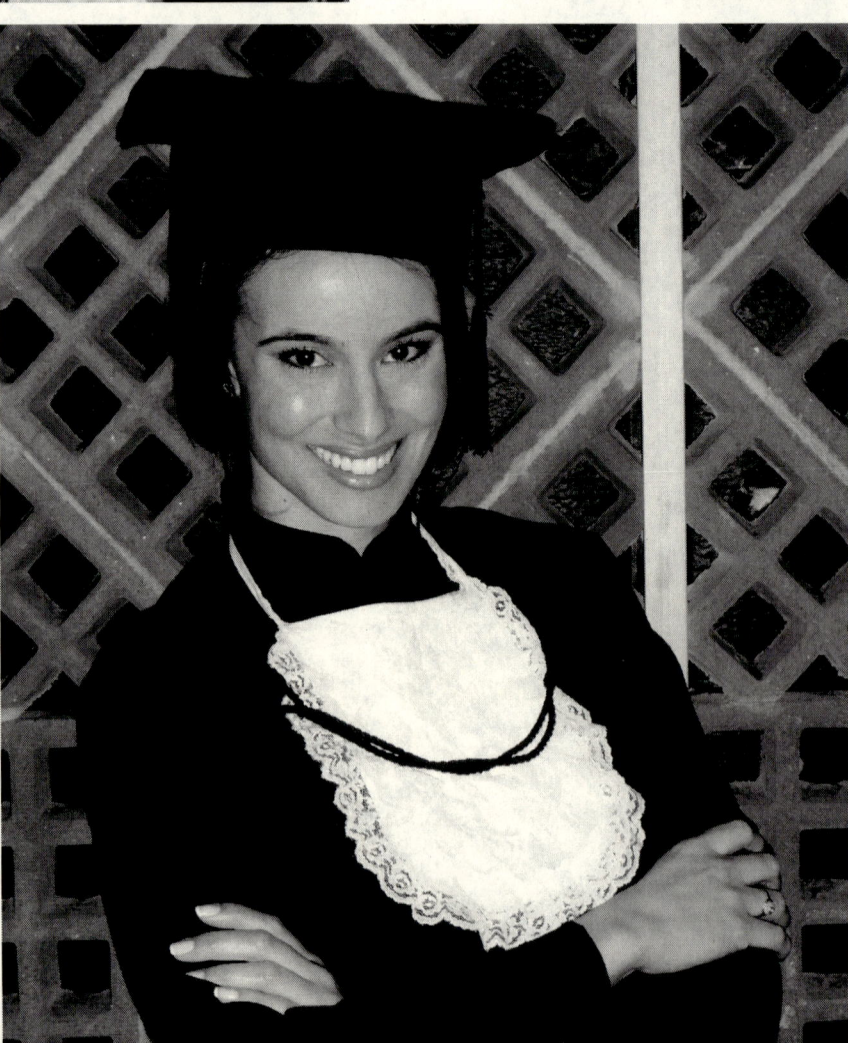

ARQUIVO PESSOAL

ARQUIVO PESSOAL

ARQUIVO PESSOAL

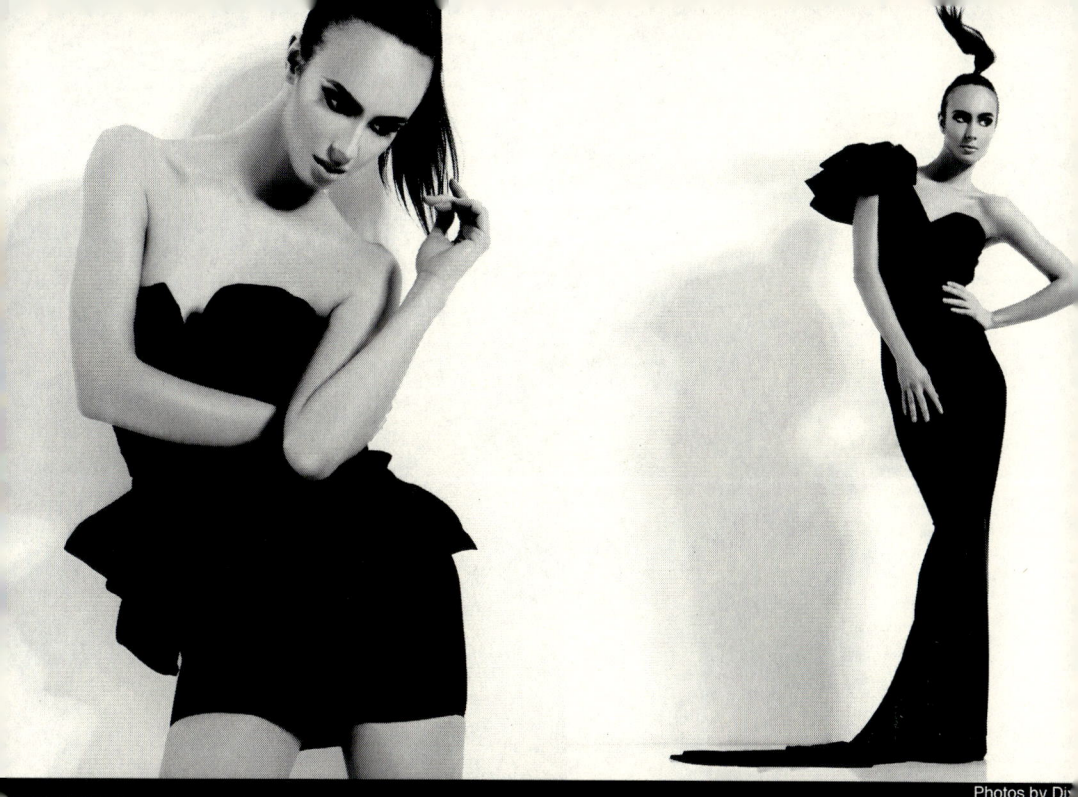

FOTO: DIX PEREZ

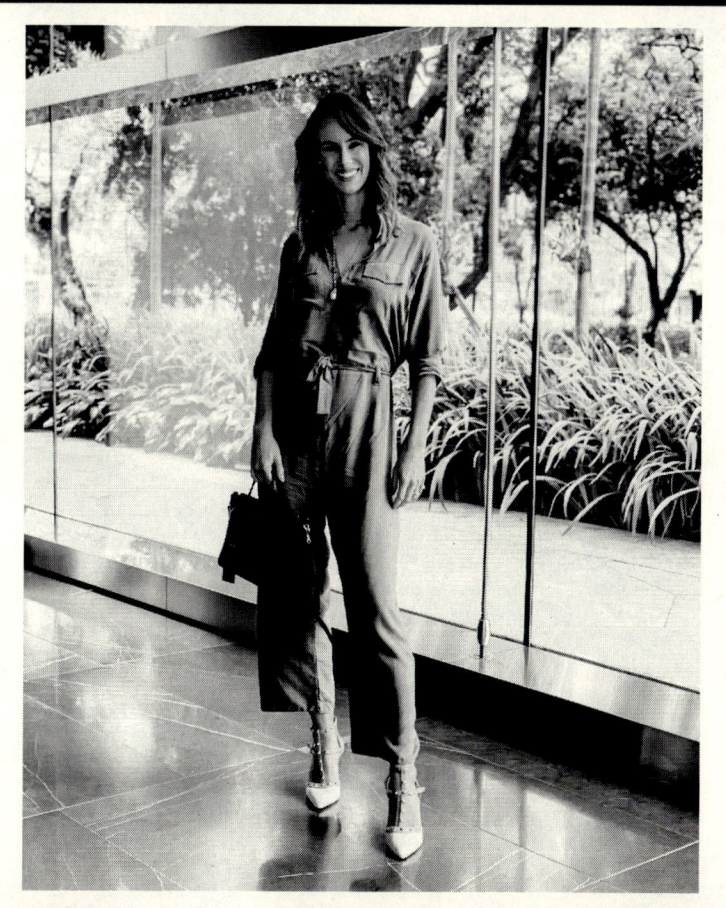

FOTO: FRANCO ROSSI E MARCUS BERTHOLD

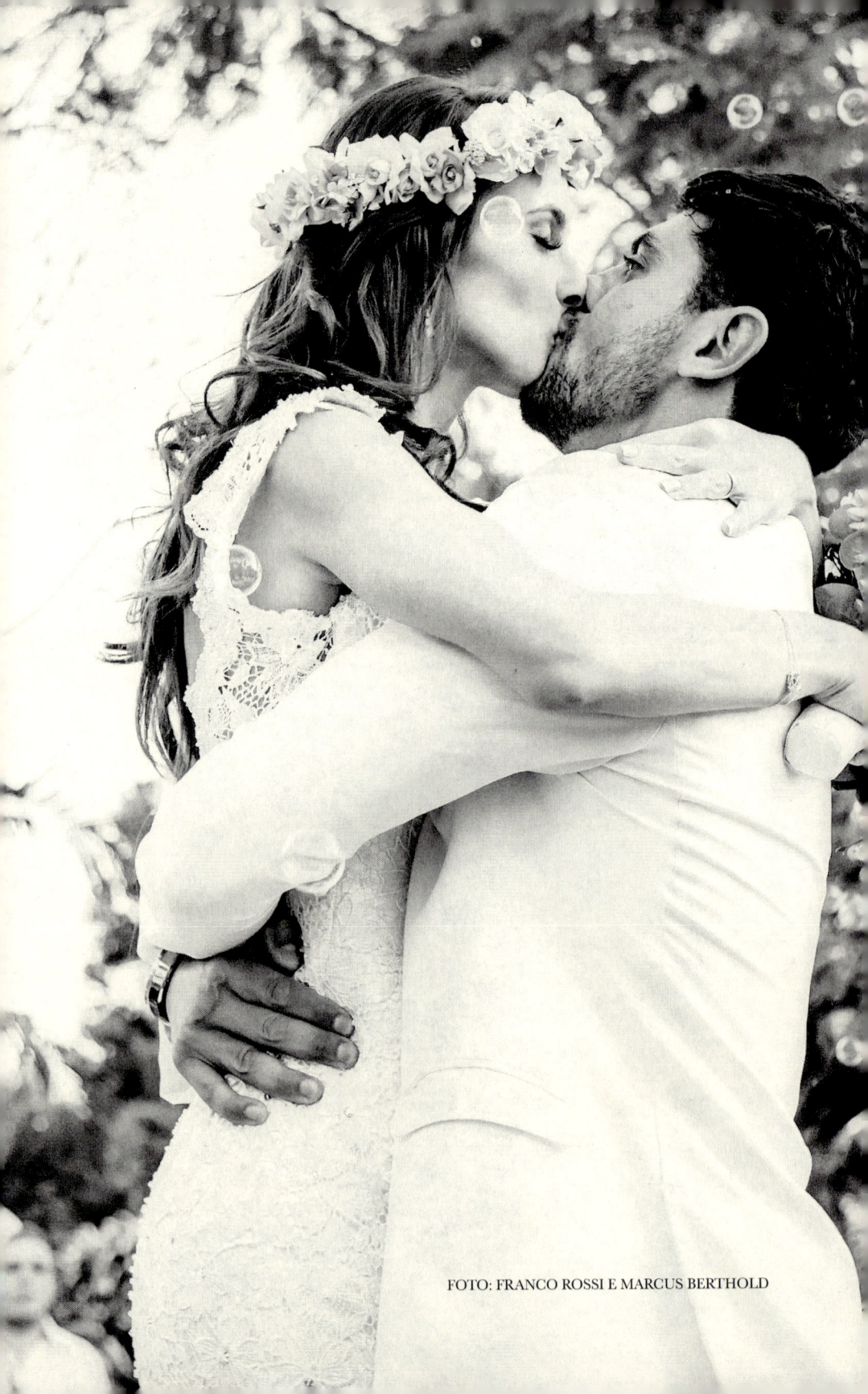

FOCARE ESTÚDIO FOTOGRÁFICO

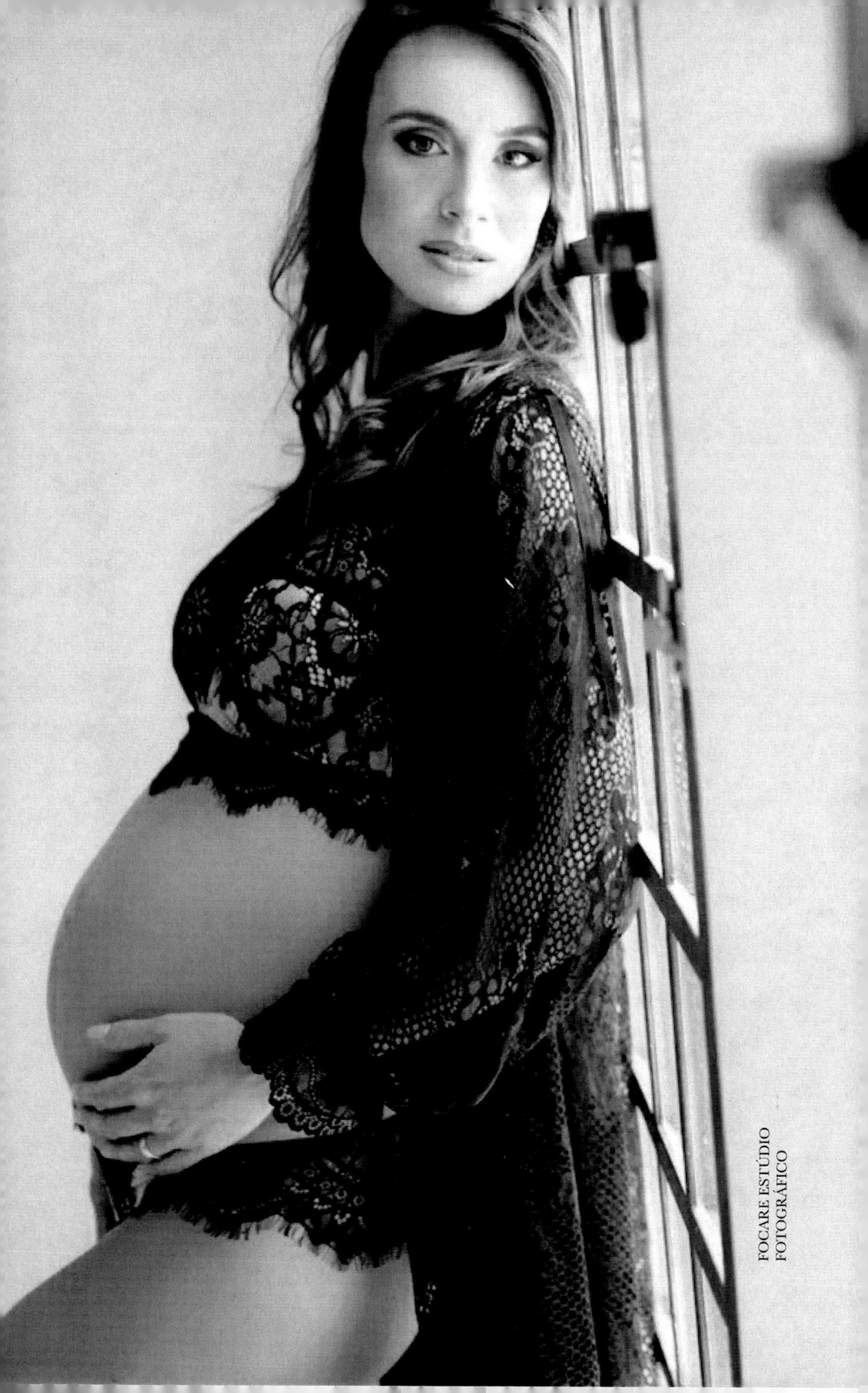

FOTO: ELLEN BRITO

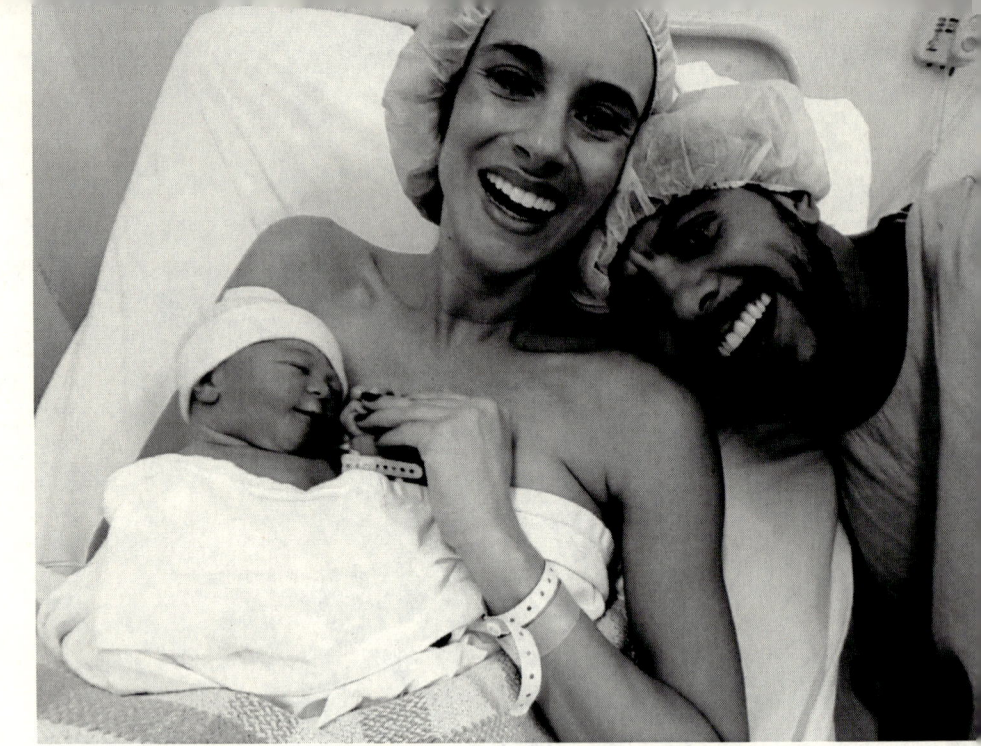

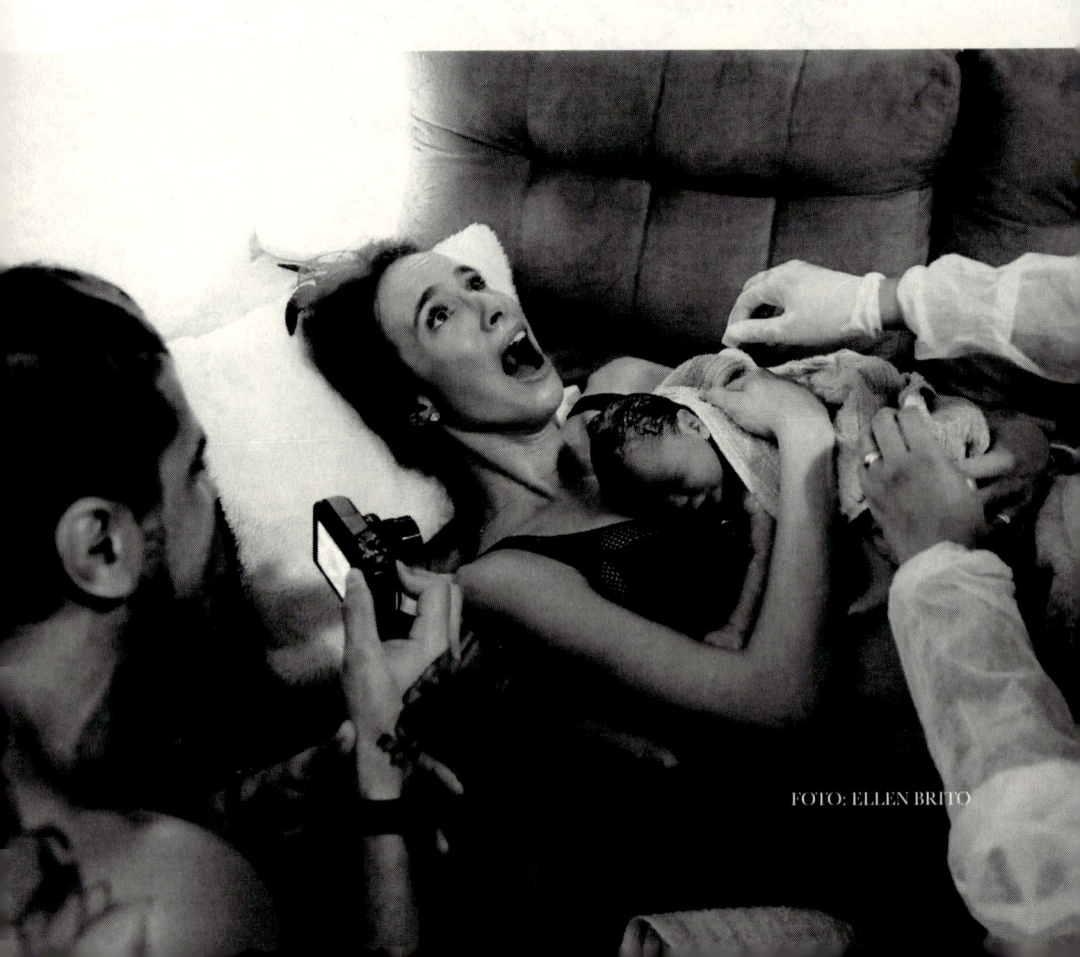

FOTO: ELLEN BRITO

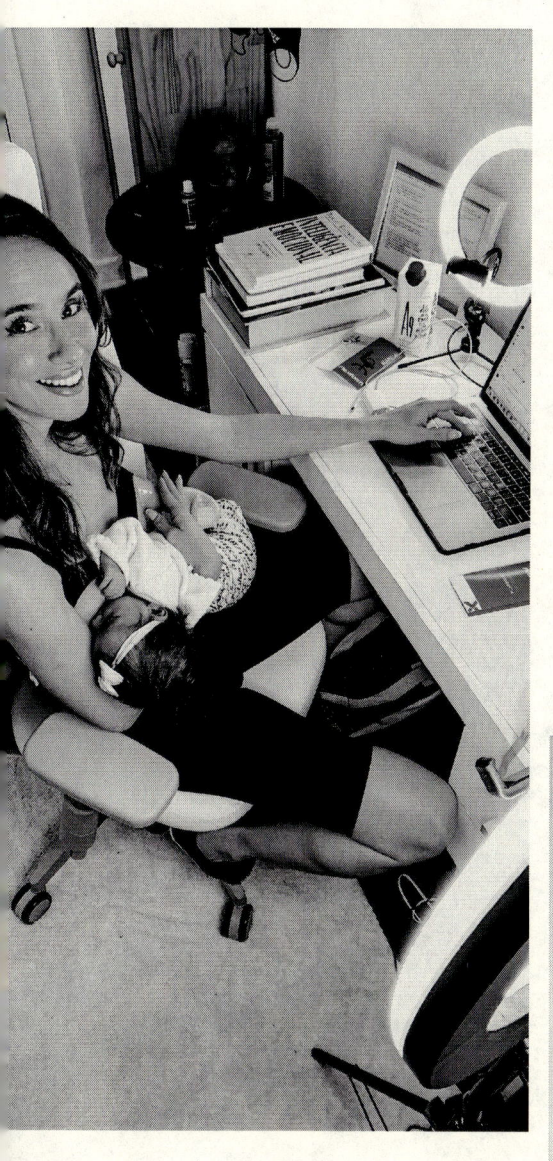

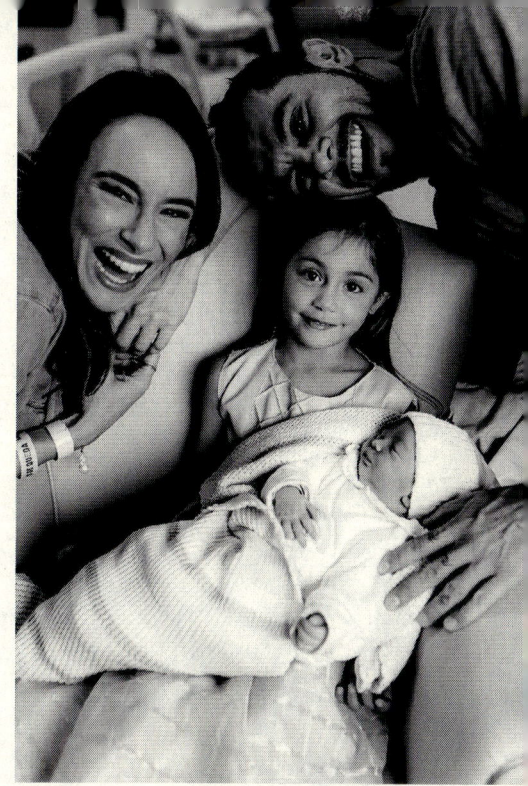

FOTO: ELLEN BRITO

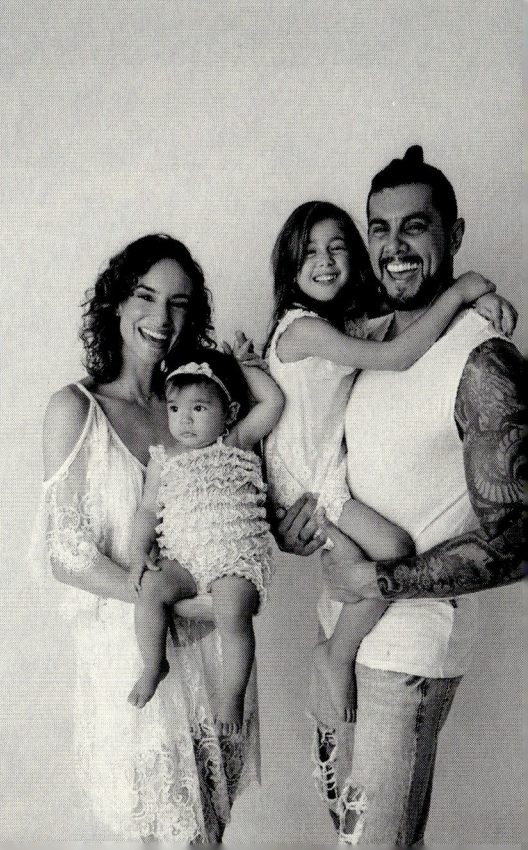

FOTO: KARIM SCHARF

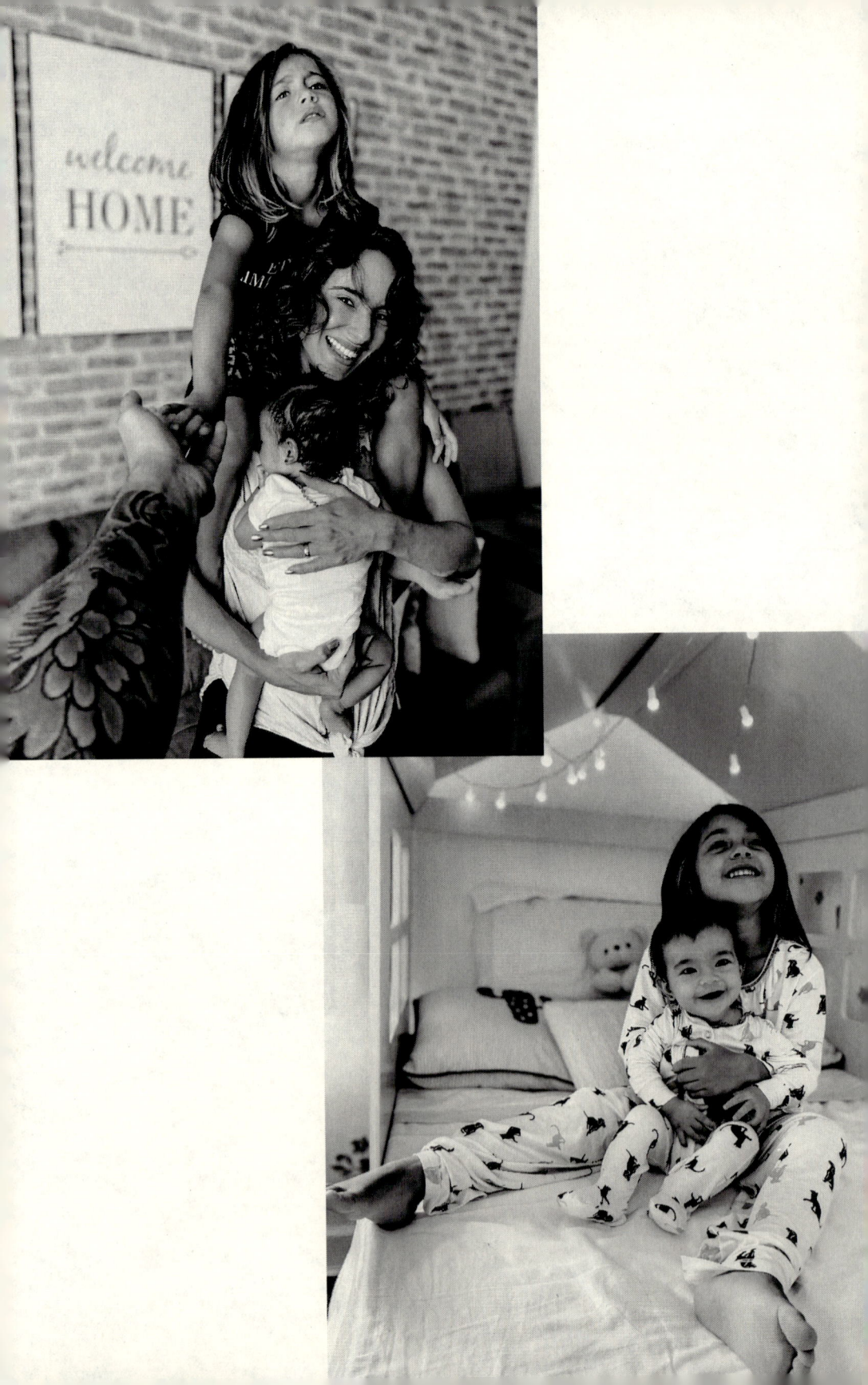